腋臭症・多汗症
治療実践マニュアル

編 集

大阪大学教授 　　細川　亙
大阪大学病院教授　坂井靖夫

全日本病院出版会

執筆者一覧（執筆順）

編集者：

細川	亙	大阪大学形成外科，教授
坂井	靖夫	大阪大学形成外科，病院教授

執筆者：

藤原	貴史	大阪大学形成外科，助教
細川	亙	大阪大学形成外科，教授
乾	重樹	大阪大学大学院医学系研究科皮膚・毛髪再生医学寄附講座，准教授
板見	智	大阪大学大学院医学系研究科皮膚・毛髪再生医学寄附講座，教授
長谷川義博		花王株式会社　香料開発研究所
嵯峨	賢次	医療法人社団廣仁会　札幌駅前ヒフ科クリニック，院長
坂井	靖夫	大阪大学形成外科，病院教授
稲葉	義方	稲葉クリニック，院長
五味	常明	五味クリニック，院長
奥村	秀信	常盤薬品工業株式会社　開発研究所，所長
衣笠	哲雄	医療法人創美会　きぬがさクリニック，総院長
高見	薫	医療法人薫輝会　たかみクリニック，院長
羽白	誠	はしろクリニック，院長
柴田	健了	城本クリニック
高田	章好	大阪大学美容医療学寄附講座，教授
城本	英明	城本クリニック
武田	啓	北里大学形成外科・美容外科，准教授
鈴木	敏彦	横浜すずきクリニック，院長
中西	雄二	ヴェリテクリニック，総院長／藤田保健衛生大学形成外科，客員准教授
大橋菜都子		ヴェリテクリニック　大阪院，副院長
杉村	裕志	藤田保健衛生大学呼吸器外科，講師
井上	義一	藤田保健衛生大学形成外科，講師
眞﨑	信行	真崎医院，院長
石川	智久	東京工業大学大学院生命理工学研究科，教授／理化学研究所オミックス基盤研究領域，上級研究員
豊田	優	東京工業大学大学院生命理工学研究科
中川	大	東京工業大学大学院生命理工学研究科／中部大学応用生物学部，講師
土井	秀明	医療法人杏皇会　こまちクリニック，院長

序

　この度,「腋臭症・多汗症治療実践マニュアル」が刊行される運びとなりました.腋臭も多汗も共に皮膚附属器である汗腺主体の特異的病態で,多くの部分でオーバーラップした機序がみられるものの,今までそれらを統括する学術書がありませんでした.また,形成外科,皮膚科,美容外科,胸部外科,精神神経科などさまざまな領域で独自のアプローチがなされているのが現状で,基礎研究分野の成果もあわせて一冊の本にまとめる必要性を感じておりました.腋臭症や多汗症は,皮膚の無臭・乾燥を正常とする集団においてハンディキャップとなっており,症状を改善することはこれらに悩む人たちにとって大きな社会的意義があります.

　本編は,腋臭症および多汗症治療の第一線で活躍されている臨床医,臭いや汗の本態の解明に科学的に挑んでおられる研究者の皆様に執筆を依頼し,広く最新の知見を網羅した内容となっています.手術に関しましては,従来法をより精度の高いものにする工夫や新しいデバイスを用いた術式を紹介しています.保存的治療では,ボトックスが臭いと発汗に対して有用であることが広まってきました.また精神疾患に対しては闇雲に患者さんの訴えに沿った治療を行うべきでないとの統一見解がみられます.基礎研究分野では,分析技術を駆使した臭い物質の探索や耳垢型を決定する $ABCC11$ 遺伝子に注目した腋臭症の治療法の開発が進んでおります.

　近年診療ガイドラインが整備されており,腋臭症は日本形成外科学会(作成中)が,多汗症は日本皮膚科学会(2010年作成済)が主導で作成されています.これらも踏まえ,エビデンスに基づく内容となるよう工夫しました.本マニュアルを通して,腋臭症・多汗症に携わる多くの人たちが幅広い知識を共有し,俯瞰的にこれらの疾患を捉えることができればと切に祈っております.

平成23年11月

坂井靖夫

細川　亙

腋臭症・多汗症治療実践マニュアル
CONTENTS

I 腋臭症・多汗症のメカニズム

① 総論 ……………………………………………… 藤原貴史, 細川 亙　1

② 腋臭（ワキガ臭）とはどういうものか？
臭いの生じる原因 ……………………………… 乾　重樹, 板見　智　4
臭い物質の探索 ………………………………………… 長谷川義博　8

③ 多汗症はなぜ起こるのか？
汗の出る仕組み …………………………………………… 嵯峨賢次　19
　コラム　足立文太郎先生のこと ………………………… 坂井靖夫　25

II 腋臭症・多汗症を診る

① 腋臭症の診断 ……………………………………………… 稲葉義方　29
② 多汗症の診断 ……………………………………………… 嵯峨賢次　33
　コラム　腋臭に関する話 ………………………………… 五味常明　39
　コラム　においに関するセンサ ………………………… 奥村秀信　41

III 腋臭症・多汗症を治す

① 保存的治療
デオドラント機能を持つ外用剤について ……………… 奥村秀信　43
塩化アルミニウム液外用,
抗コリン薬内服, 水道水イオントフォレーシス ……… 嵯峨賢次　50
脱毛 ……………………………………………………… 衣笠哲雄　55
ボトックス® …………………………………………… 高見　薫　62
精神安定剤（臭い恐怖症など） ………………………… 羽白　誠　69

❷ 外科的治療

皮弁法	柴田健了, 高田章好, 城本英明	74
稲葉法	稲葉義方	80
キューサー法	武田 啓, 鈴木敏彦	86
クワドラカット法	衣笠哲雄	91
脂肪融解レーザーを用いた腋臭症, 多汗症の治療経験	中西雄二, 大橋菜都子	97
交感神経遮断術	杉村裕志	101

診断・治療の工夫 私のこだわり

固定法の工夫	井上義一	108
ローラークランプ法	眞﨑信行, 高田章好	110
試験切開	五味常明	113

Ⅳ 最新腋臭症・多汗症診療と展望

❶ 腋臭症の遺伝子診断	坂井靖夫, 石川智久	115
❷ ABCC11遺伝子の機能	豊田 優, 中川 大, 石川智久	123
❸ 腋臭症・多汗症診療の今後の展望	土井秀明	130
索引		136

表記の統一について

本編中で使用される用語は分担者間で違うと混乱しますので, 編者の判断で統一致しました.

まずエクリン汗腺・腺とアポクリン汗腺・腺ですが, 汗の分泌が主たる機能である組織を表す場合は汗腺とし, 広く腺組織を意味する場合は腺と記載致しました.

耳垢に関しては, 耳垢型, 乾性耳垢, 湿性耳垢という名称にしました.

薬剤に関しては, 分かりやすく親しみやすいということから, 商品名を基本に表記しました. 例えばアドレナリン（エピネフリン）はE, リドカイン塩酸塩はキシロカイン, 塩酸ブピバカインはマーカインと致しました.

腋臭症・多汗症
治療実践マニュアル

Ⅰ．腋臭症・多汗症のメカニズム

I 腋臭症・多汗症のメカニズム

1 総　論

ニオイ

　ニオイの表記には「匂い」と「臭い」の2つがあり，国語辞書によると「臭い」とはくさいかおり，臭気とあり，「匂い」とは香り，香気など鼻に感じる心地よい刺激のことをいう．主体的な感覚により良いニオイには「匂い」，悪いニオイには「臭い」と我々は日常使い分けている．ニオイの種類は極めて多く，いくつかの基本臭を設定してグループに分類しようという試みは古くから行われていた．

　江戸初期の本草学者，儒学者である貝原益軒は香（こうばし），臊（くさし），焦（こがれくさし），腥（なまぐさし），腐（くちくさし）の5種類に分類している．西洋では古代ギリシアのアリストテレスが7臭（甘い，酸っぱい等），オランダの耳鼻科医 Zwaademaker（1895）が9臭（エーテル様，芳香様等）の分類を考えた．ドイツの心理学者 Henning（1916）は6つの基本臭（薬味様，花香様等）を想定してそれぞれを三角柱の各頂点に配し（ニオイのプリズム），あらゆるニオイはこの三角柱の表面上の点で表すことができると述べた．近年米国の化学者 Amoore（1962）は7種類の原臭を考え，それを物質の分子構造と結びつけ注目を浴びた．この説にはいくつかの説明のつかない現象があるもののニオイの立体化学説として広く受け入れられているようである．現在行われている嗅覚検査には日常生活で遭遇する代表的なニオイとして10臭（花香，焦げ臭等）が知られている．

動植物におけるニオイ

　ニオイとは嗅覚によって生じる感覚で，ヒトでは視覚や聴覚に比べて嗅覚の果たす役割は比較的小さいが，動物によっては周囲の環境を知る大きな情報源として，また同種間のコミュニケーションの手段としてニオイが生存上不可欠の意味を持つものがある[1]．一般に空を飛ぶ鳥類や昆虫類のように視覚の発達した動物ほど嗅覚の発達が悪く，地上性の哺乳類，特に夜行性の動物のように嗅覚に頼るものは視覚の発達が悪いという．感覚の中でもヒトのように視覚が大きな役割を占めるようになったものを視覚動物，主として嗅覚に依存して行動を解発している動物を嗅覚動物という．脊椎動物ではイヌ，イモリ類，ヘビ類，無脊椎動物では昆虫類が嗅覚動物の代表である．視覚動物では情報交換の手段として嗅覚を使うことはめったにないが，嗅覚動物では異性，敵，食物の発見，なわばり宣言としてのニオイづけ，仲間への呼びかけまたは警告のサインなど，生活上の様々な局面でニオイは重要な働きをしている．ミツバチやアリでは嗅覚能で，同種他個体から分泌される様々なファロモン（性ファロモン，集合ファロモン，警報ファロモン）を受容，識別し，複雑な社会生活を営んでいる．またサケの成魚では，稚魚期に刷り込まれた母川の嗅覚記憶と鋭敏な嗅覚を手掛かりにして母川に回帰すると言われている[2]．ゴミムシ，カメムシ，スカンクなどの嫌なニオイは防御的な意味を持ち，異種に対するニオイの役割として特異なものである．植物の花や葉のニオイは蜜を吸ったり，葉を食べたりする昆虫に

とっては生存に不可欠なサインであることが知られている[1]．

人間社会におけるニオイ

ニオイは人間の身体に様々な影響を与えることが知られている[3]．良いニオイと感じると人は心を落ち着かせ，体のリズムを整えるが，嫌なニオイだと感じるとイライラして集中力がなくなるほか，頭重感や頭痛を起こして活動意欲を失わせる．また，良いニオイは呼吸を深く遅くするが，悪いニオイを嗅ぐと無意識的に呼吸が止まる．このような呼吸型の変化は血圧の変動を伴い，良いニオイを嗅ぐと血圧は下降して過度の緊張がほぐれることとなる．ニオイは消化器への影響も大きく，好きな食べ物，おいしそうなニオイは消化器の運動性を高めて消化液の分泌を促進する．逆に嫌いな物や腐った物のニオイは，食欲を抑えるだけでなく，活動意欲をそぎ，時には頭痛の原因にもなる．

このような生理的な反応に加え，ニオイは人間的，社会的，倫理的な次元にわたり幅広く影響を与えている[4]．「うさんくさい」，「醜聞」，「鼻につく」などニオイや鼻に関係した俗語的言い回しは，欧米やとりわけ日本に大変多い．ある場所にたちこめる雰囲気や，人と人との微妙な陰影を早く嗅ぎつけることも嗅覚という．例えば自己臭症では患者は，自分の体から嫌なニオイが発散し，そのため周囲の人たちが顔をそむけたり不愉快そうな表情をすると思い込む．人間関係の不安や不信，疎外感が基底に存在するが，それを直視するのではなく虚構の体臭に転嫁し，時として妄想的確信に至る．日本に多く欧米にほとんどないというのも自己臭症の特徴で，日本人の心と関係の深い神経症の特異な一型とされる．根底には体をにおわせない文化とにおわせる文化の差が横たわっている．欧米ではもともと体臭が強いうえに香水をふりかけて積極的ににおわせることを社交のマナーとするのに対し，日本では体臭やニオイは人格や体面，世間体を傷付けかねないと受け取るのが日本人の感受性である．

腋臭症（ワキガ）

汗は体臭の原因となり臭汗症と呼ばれ，臭汗症はアポクリン汗によるアポクリン臭汗症とエクリン汗によるエクリン臭汗症に分けられる．哺乳類でもヒトを含めたごく一部の高等動物以外はアポクリン腺が全身に分布している．種属，個体によってニオイの特異性を有し，異性の動物を引き付けるのに役立っているという．一方，人間ではアポクリン腺は腋窩，乳暈，外陰部などに限定して存在する．腋臭症（ワキガ）とは腋窩のアポクリン腺から分泌された汗が特有の強いニオイを発する状態をいう．腋臭症の割合には地域，人種の差があり，欧米，アフリカで圧倒的に多く，東北アジアでは少ない．すなわち，欧米において腋臭は日常であるのに対し，本邦においては特異なものとされる．「わきが」は中国隋の頃の「病源候論」にも「胡臭」，「狐臭」の名で記載され，「その臭気は葱鼓の如く，また狐狸の臭いに似る」と書かれているらしいが，本邦でも「わきくさ」または「わきくそ」の名で王朝時代から歌にまで詠まれているほど，認識されていたものであったようだ[5]．近代においても「花嫁のわきが，夫を泥棒にす　逃げて来たが金を使い果たし」という珍事件が昭和8年の朝日新聞に掲載されている．とある夫が結婚式をすませた夜，花嫁のワキガがたまらず，有り金を持って逃げ出し，上京して遊び歩いていたところ，無一文となったが，花嫁のもとへ帰る気になれず泥棒をはたらいたというエピソードである．やはり欧米と違い日本では，ニオイの文化の違いからも腋臭症は古くより問題視されてきたようである．一方，このようなモンゴロイドの文化の中でも古代では腋臭症が魅力要素の一つと考えられていた逸話もある．世界三大美女の1人とされる楊貴妃が玄宗皇帝を虜にしたただならぬ良きニオイは，実は腋臭症のニオイだったのではないかと言われている．他の者にはない特異的で魅力のあるニオイと感じられたのであろう．

治 療

腋臭症の治療には色々な方法が報告されているが，大別すると以下のようになる．

非手術療法：制汗剤・防臭剤の外用，抗コリン剤・精神安定剤の内服，イオントフォレーシス，電気・レーザー脱毛，ボツリヌス毒素の注射

手術療法：皮膚切除法，搔爬法，吸引法，超音波法，皮下組織削除法，剪除法，交感神経遮断術

腋臭症の程度が軽い場合は非手術療法で対処は可能なことも多いが，高度な場合は手術療法が必要となる．皮膚切除法は古くより行われた手術で，昭和初期には片方ずつであれば通院手術で15〜30円ぐらいでされていたようである．腋窩部皮膚を紡錘形に単純切除してしまう方法であるが，大きな瘢痕が問題となるため次第に敬遠され，昭和の終わりごろには代わって剪除法が普及してきた．現在は非常に一般的な手術となっているが，これら以外にも次々と新しい方法が考案されてきている．各々の方法には長所短所があるが，現在行われている代表的な方法に関しては本書各論の項を参照されたい．ちなみに，欧米において腋臭症は腋窩多汗症ととらえられており，ニオイを取る手術というよりも多汗症の手術と考えられている．

健康保険の適応とされる腋臭症の手術は昭和25年以来次のように定められた．
「悪臭著しく他人の就業に支障を生ずる事実が明らかであって，客観的に医療を加うべき必要がある場合は給付して差し支えない．軽度のものは給付外」

平成22年度診療報酬改定時，医科点数表によれば手術点数は以下のごとくである．
「第1節　手術料　第1款　皮膚・皮下組織
K008 腋臭症手術
1　皮弁法 5,730点
2　皮膚有毛部切除術 3,000点
3　その他のもの 1,660点」

「皮弁法」が取り入れられたのは平成4年4月の点数改正の時であり，それ以前は「その他のもの」に該当する低い点数設定でしかなかった[6]．まだまだ健康保険の適応となる手術方法は限られたものであり，治療方法の選択および保険診療で行うか自由診療で行うかは，それぞれ治療を行う施設の裁量に委ねられる．

（藤原貴史，細川　亙）

文　献

1) 日高敏隆：におい．世界大百科事典第2版(テキスト版)．平凡社，2006.
2) 山口恒夫：嗅覚．日本大百科全書ジャパンナレッジ版．小学館，1994.
3) 高木貞敬：におい．日本大百科全書ジャパンナレッジ版．小学館，1994.
4) 宮本忠雄：においと人間心理．世界大百科事典第2版(テキスト版)．平凡社，2006.
5) 野北通夫：わきが．看護学雑誌．**34**：84-90, 1970.
6) 中村純次：保険診療Q&A—真皮縫合の適応　左右同時に行った腋臭症手術の点数は？—．形成外科．**47**：166-167, 2004.

I 腋臭症・多汗症のメカニズム

2 腋臭（ワキガ臭）とはどういうものか？臭いの生じる原因

はじめに

汗腺にはエクリン汗腺とアポクリン汗腺の2種類がある．通常，我々が感じている汗は，エクリン汗腺で作られた汗である．前者は全身の皮膚に分布し，皮表に直接開口しているが，後者は腋窩，乳首，陰部などの特定部位にのみ分布し（図I-1），毛包内に開口しており，毛包脂腺系に付属した器官と考えられる（図I-2）．腋臭はアポクリン汗腺が発達する思春期以降に生じ，主にアポクリン汗腺からの汗が大きく臭いの発生に関与している．1953年にShelleyら[1]は，アポクリン汗は無臭であるが，腋窩から分離した皮膚常在菌と混合すると，腋臭様の臭いを生じることを報告し，常在菌の関与を明らかにした．その後，分泌された汗や皮脂自体はほぼ無臭であるが，皮膚常在菌により低級脂肪酸，揮発性硫黄化合物，揮発性ステロイドなどに分解され，これらが特有の臭いを生じることが明らかになった（図I-3）．本項では，臭いの原因となる細菌と分子について最近の研究の進歩を交えて概説する．

臭いの原因となる細菌

ヒト皮膚には微生物が生存しており，皮膚常在菌と呼ばれ，皮脂や汗を栄養源とし，菌叢（フローラ）を形成している．通常，病原性はあまりないが，腋窩などの皮脂腺が集まっているところは比較的

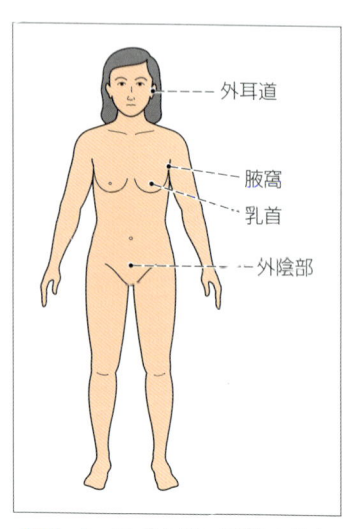

図I-1．アポクリン汗腺の分布
エクリン汗腺が全身の皮膚に分布しているのに対し，アポクリン汗腺は腋窩，乳首，陰部などの特定部位にのみ分布している．

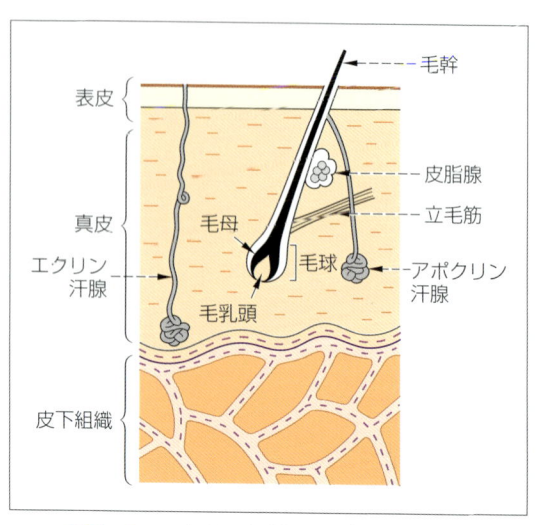

図I-2．エクリン汗腺とアポクリン汗腺
エクリン汗腺は，皮表に直接開口しているが，アポクリン汗腺は毛包内に開口しており，毛包脂腺系に付属した器官と考えられる．

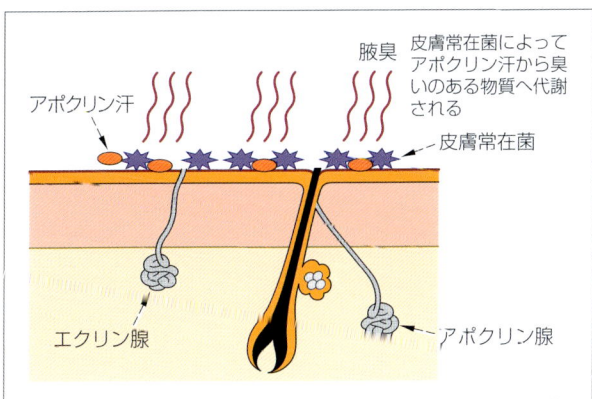

腋臭
皮膚常在菌によってアポクリン汗から臭いのある物質へ代謝される
アポクリン汗
皮膚常在菌
エクリン腺
アポクリン腺

図Ⅰ-3．腋臭発生機序
分泌された汗や皮脂自体はほぼ無臭であるが，皮膚常在菌により低級脂肪酸，揮発性硫黄化合物，揮発性ステロイドなどに分解され，これらが特有の臭いを生じる．

a
O
OH
b
O
OH
OH

図Ⅰ-4．3-メチル-2-ヘキセン酸（3M2H）（a），3-ヒドロキシ-3-メチル-ヘキセン酸（HMHA）（b）の化学構造
HMHA は 3M2H に水酸基を付加したものである．

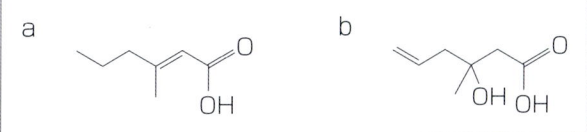

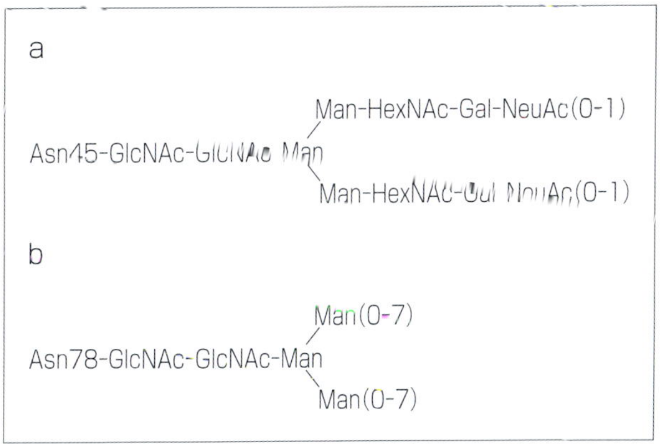

a
Man-HexNAc-Gal-NeuAc(0-1)
Asn45-GlcNAc-GlcNAc-Man
Man-HexNAc-Gal-NeuAc(0-1)
b
Man(0-7)
Asn78-GlcNAc-GlcNAc-Man
Man(0-7)

図Ⅰ-5．3-メチル-2-ヘキセン酸（3M2H）のキャリア蛋白 apocrine secretion odor-binding proteins の糖鎖

菌数が多い．種類としては，*Staphylococcus* 属，*Micrococcus* 属，*Diphtheroid* 属，*Corynebacterium* 属，*Propionibacterium* 属，*Malassezia* 属などが多いことが知られているが，このうち *Staphylococcus* 属，*Diphtheroid* 属，*Corynebacterium* 属が臭いの発生に関与する[2)~5)]．

臭いの原因となる分子

臭いの原因となる分子として報告されているものは，低級脂肪酸，揮発性硫黄化合物，揮発性ステロイドの 3 つに分類できる．いずれも皮膚の細菌によって無臭な前駆体から臭いを発する物質もしくは状態に変化する．以下その各々について述べる．

1. 低級脂肪酸

3-メチル-2-ヘキセン酸（3M2H）や 3-ヒドロキシ-3-メチル-ヘキセン酸（HMHA）といった，不飽和もしくは水酸化された低級分枝脂肪酸が臭いの発生物質となる．1991 年 Zeng ら[6)]は腋窩分泌物より 3M2H（図Ⅰ-4-a）を抽出し腋臭の主な原因物質であると報告した．その後，Hasegawa ら[7)]はこの 3M2H に水酸基を付加した HMHA（図Ⅰ-4-b）が腋臭のクミン油様のスパイシー臭の原因成分であることを見出した．3M2H はキャリア蛋白質であるアポリポプロテイン D と結合した形で皮膚表面へ分泌される[8)]．皮膚表面に存在する皮膚常在菌によってキャリア蛋白質が分解され，腋臭を発生する．アポリポプロテイン D は皮膚組織を用いた in situ hybridization によって，アポクリン腺には発現しているが，毛包，脂腺，エクリン腺など他の皮膚付属器には発現していないことがわかっている[8)]．3M2H の担体となるアポリポプロテイン D は apocrine secretion odor-binding proteins と呼ばれ，その糖鎖結合のパターンは血清中のアポリポプロテイン D とは違っている[8)]（図Ⅰ-5）．このことから，糖鎖構造が部位特異的な分子機能にかかわっていることが示唆される．Jacoby ら[9)]は腋窩分泌物を解析し，アポリポプロテイン D がアジア人以外では容易に検出できるのに対し，アジア人では少量で検出できないレベルであることを報告した．これはアジア人では比較的体臭が弱いとされることとよく一致していた．

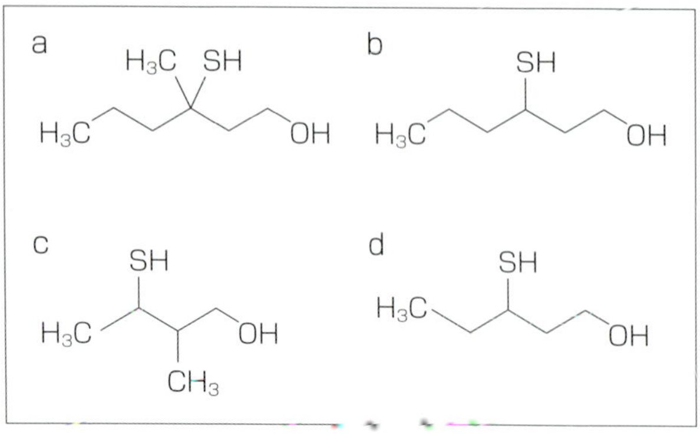

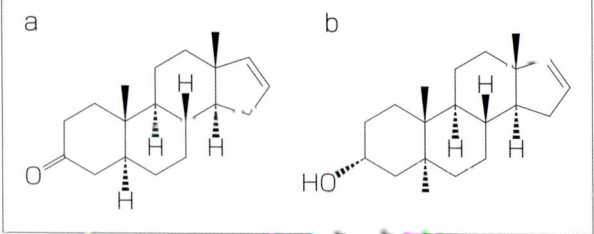

図 I-6. 化学構造
a：3-メチル-3-スルファニルヘキサン-1-オール（3M3SH）
b：3-スルファニルヘキサン-1-オール
c：2-メチル-3-スルファニルブタン-1-オール
d：3-スルファニルペンタン-1-オール

図 I-7. 化学構造
a：5α-アンドロスタ-16-エン-3-オン（アンドロステノン）
b：5α-アンドロスタ-16-エン-3α-オール（アンドロステノール）

2. 揮発性硫黄化合物

2004 年 Troccaz らにより，スルファニルアルカノール，特に 3-メチル-3-スルファニルヘキサン-1-オール（3M3SH）（図 I-6-a）が重要な腋臭因子として報告された[10]．さらに，ほぼ同時に Natsch ら[11] は 3-スルファニルヘキサン-1-オール（図 I-6-b），2-メチル-3-スルファニルブタン-1-オール（図 I-6-c），3-スルファニルペンタン-1-オール（図 I-6-d）を臭いの原因となるスルファニルアルカノールとして報告した．これらの前駆体はシステイン抱合体であるが，腋窩から分離された *Corynebacterium striatum* Ax20 が産生するシスタチオン-β-リアーゼにより分解されて臭いの原因となるスルファニルアルカノールが生じることを併せて明らかにした．

3. 揮発性ステロイド類

アポクリン汗には多量のデヒドロエピアンドロステロン（DHEA），アンドロステロン，テストステロンなどの無臭性のステロイドホルモンが含まれているが，細菌によって代謝されることで，Gower ら[12] は臭いを有する揮発性ステロイド類である 5α-アンドロスタ-16-エン-3-オン（アンドロステノン）（図 I-7-a）と 5α-アンドロスタ-16-エン-3α-オール（アンドロステノール）（図 I-7-b）が発生することを見出した．男性ホルモンの影響で皮脂は女性よりも男性に多いが，揮発性ステロイド類の皮膚における量も男性の方が多く，男性が女性より体臭が強い一つの論理的な根拠となっている．さらには揮発性ステロイドに対する臭気不快度を男女 20 名ずつで検討した本邦における報告では，女性は男性よりもアンドロステノンを不快であると評価したと言う[13]．

おわりに

以上に述べてきたように腋臭において中心的な役割を果たしているのはアポクリン腺であるが，思春期までは十分に機能しないことからもわかるように，性ホルモンによるその機能の調節は臭いの原因として重要である．実際，アンドロゲン受容体はアポクリン腺上皮細胞の核に，さらにエストロゲン受容体 β は核と細胞質に存在している．他方，エストロゲン受容体 α はアポクリン腺上皮細胞には存在しない[14]．また，最近では耳垢型決定遺伝子 *ABCC11* の遺伝子多型と腋臭との関連性[15] が報告された．本項では，臭いの直接的な成因としての分子や細菌について論じてきたが，今後，臭いの物質の産生，代謝，運搬などについてもその調節機構がさらに明らかになれば，より根本的な臭いの原因についての知見が得られると予想される．

（乾　重樹，板見　智）

文 献

1) Shelley, W. B., et al. : Axillary odor ; experimental study of the role of bacteria, apocrine sweat, and deodorants. AMA Arch Derm Syphilol. **68**：430-446, 1953.
2) Leyden, J. J., et al. : The microbilogy of the human axilla and its relationship to axillary odor. J Invest Dermatol. **77**：413-416, 1981.
3) Taylor, D., et al. : Characterization of the microflora of the human axilla. Int J Cosmet Sci. **25**：137-145, 2003.
4) Labows, J. N., et al. : Perspectives on axillary odor. J Soc Cosmet Chem. **33**：193-202, 1982.
5) Sawano, K., et al. : Activity of fregrance materials against skin resident flora responsible for the axillary odor. J Soc Cosmet Chem Jpn. **27**：227-241, 1993.
6) Zeng, X. N., et al. : Analysis of the characteristic odors from human male axillae. J Chem Ecol. **17**：1469-1492, 1991.
7) Hasegawa, Y., et al. : Identification of new odoriferous compounds in human axillary sweat. Chem Biodivers. **1**：2042-2050, 2004.
8) Zeng, C., et al. : A human axillary odorant is carried by apolipoprotein D. Proc Natl Acad Sci USA. **93**：6626-6630, 1996.
9) Jacoby, R. B., et al. : Detection and quantification of apocrine secreted detection and quantification of apocrine secreted odor-binding protein on intact human axillary skin. Int J Cosmet Sci. **26**：37-46, 2004.
10) Troccaz, M., et al. : 3-Methyl-3-sulfanylhexan-1-ol as a major descriptor for the human axilla-sweat odour profile. Chem Biodivers. **1**：1022-1035, 2004.
11) Natsch, A., et al. : Identification of odoriferous sulfanylalkanols in human axilla secretions and their formation through cleavage of cysteine precursors by a C-S lyase isolated from axilla bacteria. Chem Biodivers. **1**：1058-1072, 2004.
12) Gower, D. B., et al. : Capillary gas chromatography with chemical ionization negative ion mass spectrometry in the identification of odorous steroids formed in metabolic studies of the sulphates of androsterone, DHA and 5alpha androst-16-en-3beta-ol with human axillary bacterial isolates. J Steroid Biochem Mol Biol. **63**：81-89, 1997.
13) 大貫　毅：細菌の体臭発生機構の研究とデオドラント剤の開発．Fragrance Journal. **34**：15-23, 2006.
14) Beier, K., et al. : Localization of steroid hormone receptors in the apocrine sweat glands of the human axilla. Histochem Cell Biol. **123**：61-65, 2005.
15) Martin, A., et al. : A functional ABCC11 allele is essential in the biochemical formation of human axillary odor. J Invest Dermatol. **130**：529-540, 2010.

I 腋臭症・多汗症のメカニズム

2 腋臭（ワキガ臭）とはどういうものか？臭い物質の探索

緒言

体臭はその発生部位によって頭皮臭，口臭，腋臭，足臭などに区別される．それぞれは，主に各部位の分泌物あるいは代謝老廃物が皮膚常在菌もしくは空気酸化等により分解して発生する．これらを単に悪臭と一括りに取り扱うのには抵抗感を持っているが，通念的には概ね不快臭に分類されている．現代の都市型社会生活においては，オフィスや会議室，電車の中など複数の人と人とが限られた同一の空間を共有する．したがって，TPOによっては確かに体臭は「気になるニオイ」として認知される機会が多くなっている．そして，これまで，その解決に様々な消臭法が提案され外科的治療やデオドラント剤などによる対策が実施されてきた．こうした様々な形態の消臭対策を想定した場合，その技術開発の過程で精度の高い有効性評価が要求される．また，あるいはより効率的な消臭機構を考案していくためには，何が本質的な消臭対象であり，かつ発生機序がどのようになっているのかについて十分に理解する必要がある．一方で，ニオイは見えない物質で揮発性物質である．そのため，これまでは定量的な取り扱いが困難となっていた．筆者らは，気になるニオイに関して客観的な評価と有効な消臭技術の確立を目標に，その本質的な揮発性成分の解明に注力してきた．本項では体臭の中でも特に重要な研究対象である腋臭に関しその本体となる原因成分の構造解析を中心に記述する．

腋臭構成要素の研究経緯

腋臭の特徴成分については，これまで多くの研究報告[1]がなされており，その黎明期においては有臭ステロイドの発見，続いて低級脂肪酸が報じられた．その後1991年にZengらによって不飽和脂肪酸（3-メチル-2-ヘキセン酸；以下，3M2H）が示されてからは，主にこの不飽和脂肪酸が腋臭において最も有名な物質として認識されてきた．この3M2Hは，その発見が，まず精神分裂病の患者から見い出された話題性もあってミリオンセラーとなったトマス・ハリス著「羊たちの沈黙」にも登場している．小説の中でレクター博士は，若きFBI女性捜査官クラリス・スターリングに薄暗い精神病棟の中で「このニオイをよく覚えておきたまえ．これは3-メチル-2-ヘキセン酸という分裂病患者特有のものだ」と説諭するくだりがある．もちろん，現在，疾病との関係性は否定されているが，このように腋臭に関する話題が取り上げられる機会が多いことは，専門家のみならず一般にも関心の深い事象であることが容易に想像される．腋臭に関してはその後も，ニオイ成分の解明ならびに腋臭の生理的効果に関する研究が精力的に進められ，それに合わせて，構造および揮発性の異なるニオイ物質がいくつか報告されてきた．しかしながら90年代前半の時点では，既知のいずれの物質も取り寄せ，あるいは有機合成し，各々のニオイを評価しても，我々が普通に体感する本質的な腋臭らしさを表現するにはまだ不十分なものとして感じられた．腋臭の由来は，皮膚老廃物とアポクリン汗の分泌物が皮膚常在菌の働きで分解し

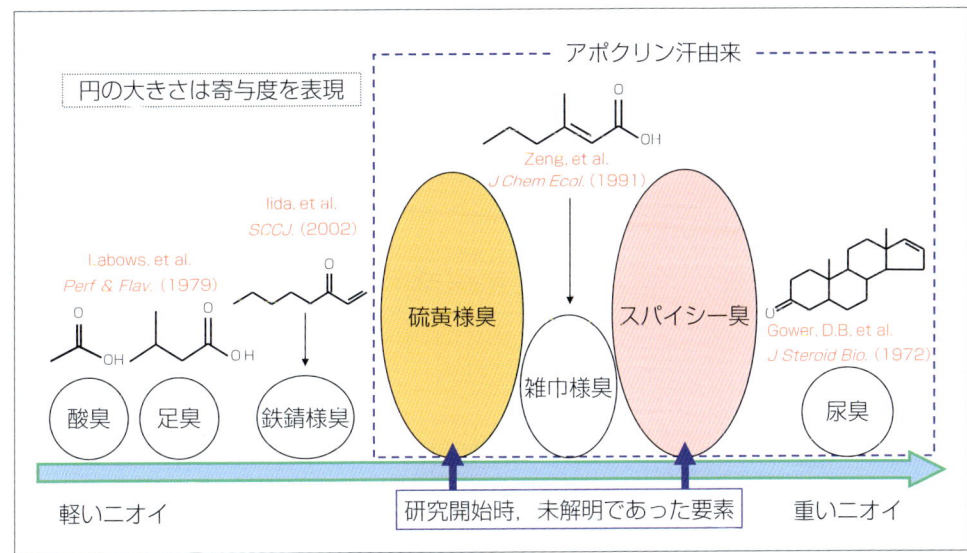

図Ⅰ-8. 腋臭の構成（イメージ）

て発するもので，模式図的にニオイの構成要素を表現すると図Ⅰ-8のようになると考察している．この構成要素の中で最も寄与度が大きいと推定される2要素が当時，まだ不明のまま置かれていたためである．それらはアポクリン汗由来で，それぞれ官能的に「スパイシー臭」と「硫黄様臭」を有するものと捉えられていた．そこで我々は，腋臭の本質的な構成要素の解明を目指して，それぞれのニオイ要素を満たす物質の構造解析に着手した．以下は，それぞれの同定確認に至る経緯を述べる．

スパイシー臭成分の解析

スパイシー臭の解析[2]にあたっては，そのニオイを採取濃縮する作業から検討した．当時，アポクリン汗由来のニオイ物質を解析するのに実施されていた方法は，例えば腋下部にアドレナリンを皮下注射し皮膚上に現れるアポクリン汗腺分泌物をマイクロピペットで直接採取し，それらを人工培養するなどの手法[3]が取られていた．しかしながら，こうした人為的な手法で表出するニオイの質は実際と異なって感じられる側面もあり，我々はより自然な形に近いニオイ採取法を選択した．その方法は腋下部から間接的にサンプリングする手法で，被験者に綿パットを縫い付けたTシャ

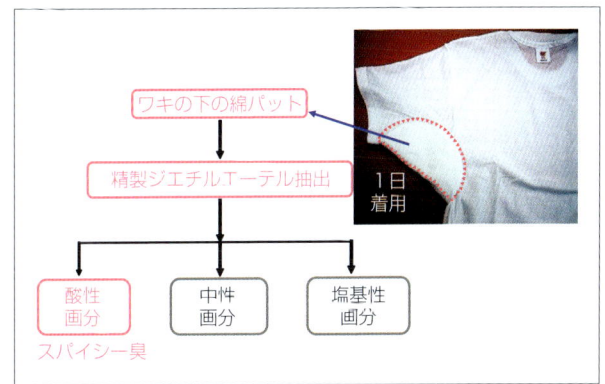

図Ⅰ-9. スパイシー臭の解析

ツを約1日着用してもらい，その後，綿パットからニオイ物質を回収する方法である．回収パットから腋臭が認められるサンプルを選別し有機溶剤を用いて日常体感する腋臭を有する抽出物を得ることができた（図Ⅰ-9）．この粗抽出物は，ターゲットとなるスパイシー臭要素を有していたが，抽出物に対しアルカリ性溶液を添加するとそのニオイ要素の消失が認められたため，ターゲット成分は酸性物質と推定し抽出物の酸塩基分画を実施した．本分画物は，強く明瞭なスパイシー臭を有していた．その酸性画分のガスクロマトグラムを図Ⅰ-10に示す．ここで，目的とするニオイがある程度濃縮された段階からニオイ分析を進めるに

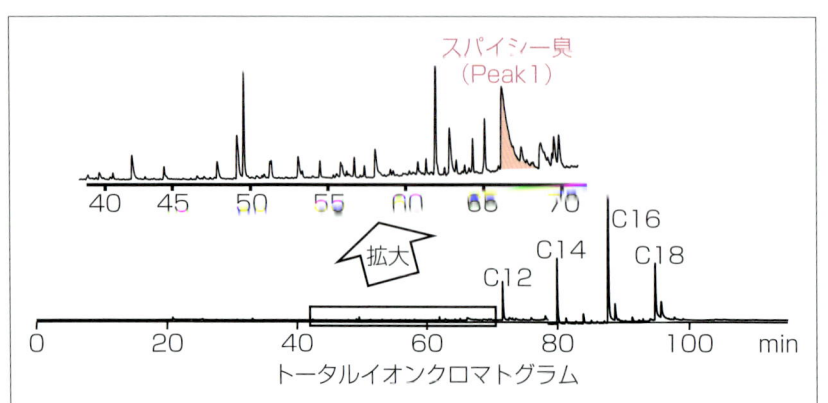

図 I-10. スパイシー臭．酸性画分の分析

図 I-11. 官能ガスクロマトグラフィー模式図

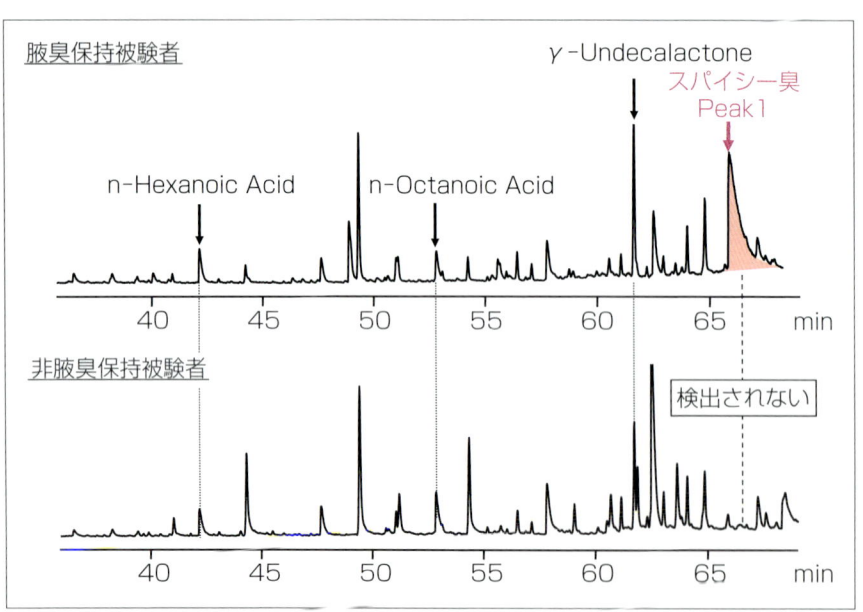

図 I-12.
腋臭保持被験者と非保持者の差異
ガスクロマト比較（極性カラムによる測定）

は，一般的に図 I-11 に示すような官能ガスクロマトグラフィー（以下，官能 GLC）を用いる．そのシステムは，揮発性成分が分離されて溶出するカラム出口を 2 つに分岐させ，一方は機器検出器（多くの場合，質量分析計を装備）に，他方は人間の鼻で嗅ぎ，それぞれを同時にモニターするものである．これによってガスクロマト上のピークとそのピーク成分のニオイを関連付けすることが可能と

なる．官能 GLC を使用し，先の酸性画分の観察を行ったところ図 I-10 のマイナー成分である peak 1 に我々が求めていた明瞭なスパイシー臭を確認した．なお非腋臭者からは，このピークは観察されず腋臭者特有の成分と確認できた（図 I-12）．研究当時このピークは構造が特定できない不明成分であり，さらにその構造解析を進めた．腋臭抽出物のように多量には集めることが困難

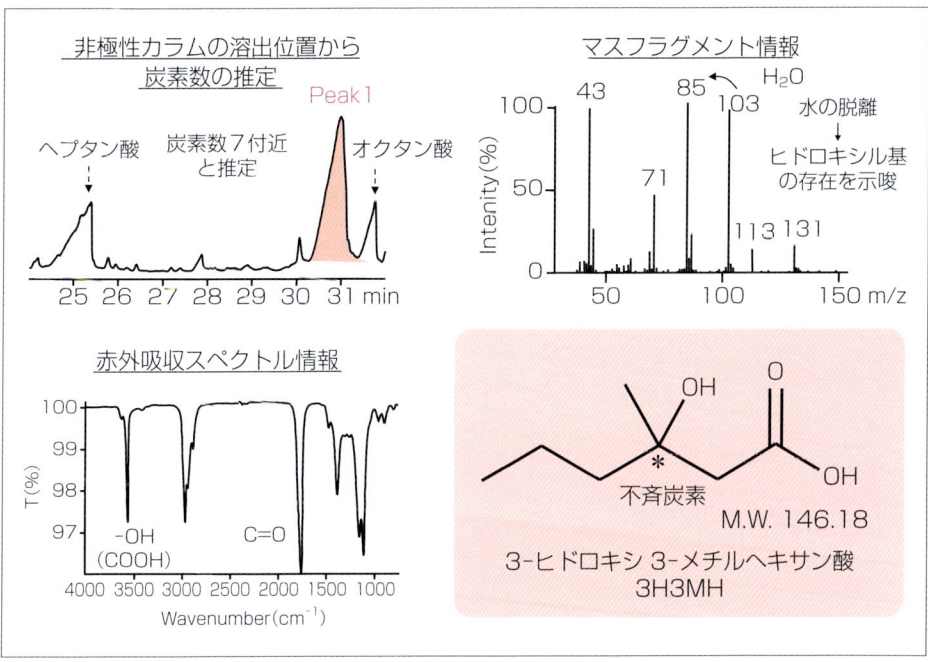

図Ⅰ-13.
スパイシー臭の構造解析

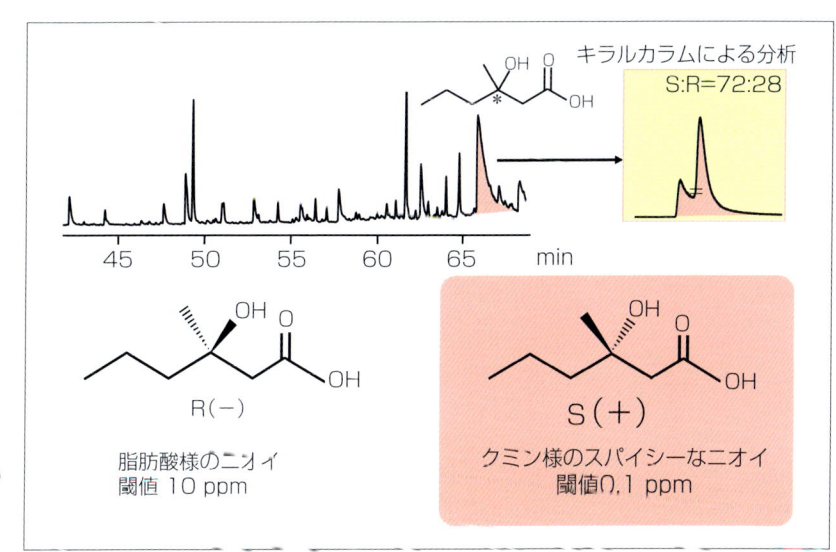

図Ⅰ-14.
スパイシー臭成分．各光学異性体のニオイ

で，かつガスクロマト上のピーク成分のように微量な物質の構造解析には，いくつかのピーク情報を活用する．まず，分子サイズの推定には非極性カラム測定によるピーク位置を予測に用いる．Peak 1 の非極性カラムでの溶出位置は直鎖ヘプタン酸とオクタン酸の間に流出する．したがって，炭素数7個の有機分子を予測した．さらに，赤外吸収スペクトルから構造中にカルボン酸の存在を認め，かつ質量分析計から得られたマスフラグメント解裂パターンより，ヒドロキシル基の存在を推定した．以上から構造を描き別途合成し，その構造が3-ヒドロキシ-3-メチルヘキサン酸(以下，3H3MH)であることを同定した(図Ⅰ-13)．本構造は3位に不斉炭素を有しており，その後の詳細な構造解析の結果，ヒト由来の3H3MHの光学活性比はS体：R体＝72：28の比で存在することが

2．腋臭(ワキガ臭)とはどういうものか？：臭い物質の探索　　*11*

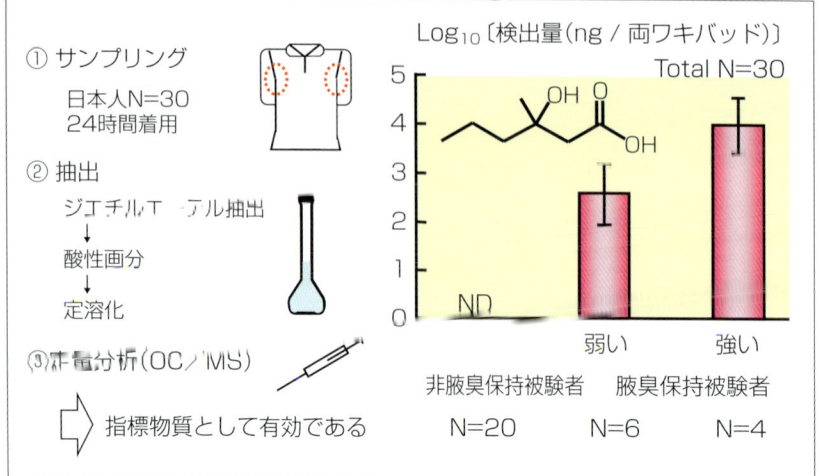

図Ⅰ-15. スパイシー臭成分の定量分析

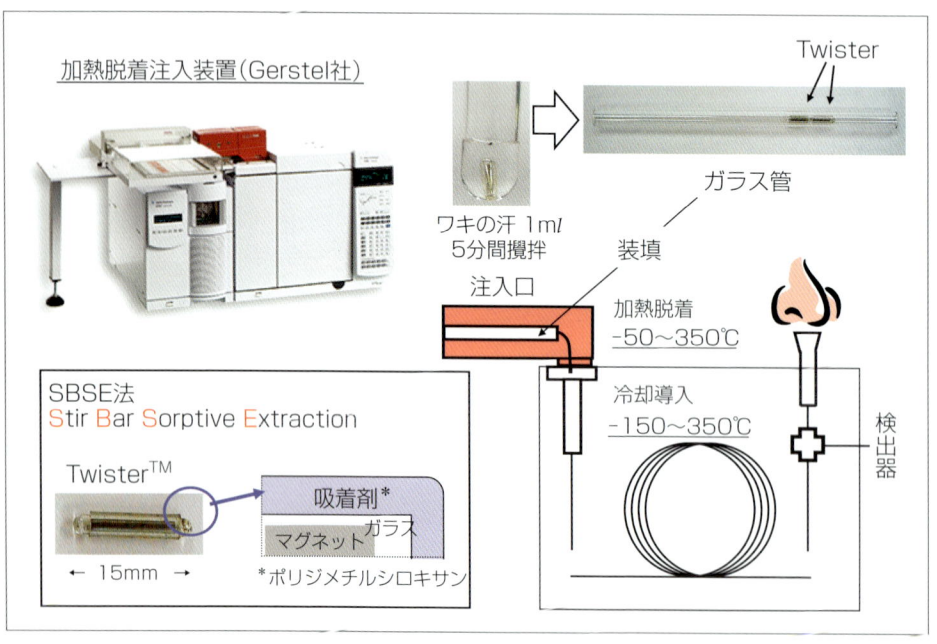

図Ⅰ-16. 硫黄様臭の解析①

わかった．それぞれのニオイの強さと質は大きく異なりS体がR体の約10倍のニオイの強さを示し，S体がクミン様のスパイシーなニオイ，R体は脂肪酸様のニオイを有していたことが確認された（図Ⅰ-14）．すなわち，S体が本質的なスパイシー臭成分と位置づけることができた．なお，被験者の腋臭強度と検出量との関係は高い相関を示し（図Ⅰ-15），本物質が腋臭強度の客観的な指標となり得ることを確認した．

硫黄臭成分の解析

硫黄様臭については腋下部から直接嗅ぐ時には十分な強度で感じられるものの，上記の間接的サンプリング方法では，その微量さのため，構造解析に必要な濃度まで濃縮がかけられなかった．そのため重要なターゲットと認識されつつ長きにわたり解析手段がなかった．その状況を打開したのが固相抽出による濃縮法で，図Ⅰ-16に示すような撹拌子の表面にシロキサン液相がコーティング

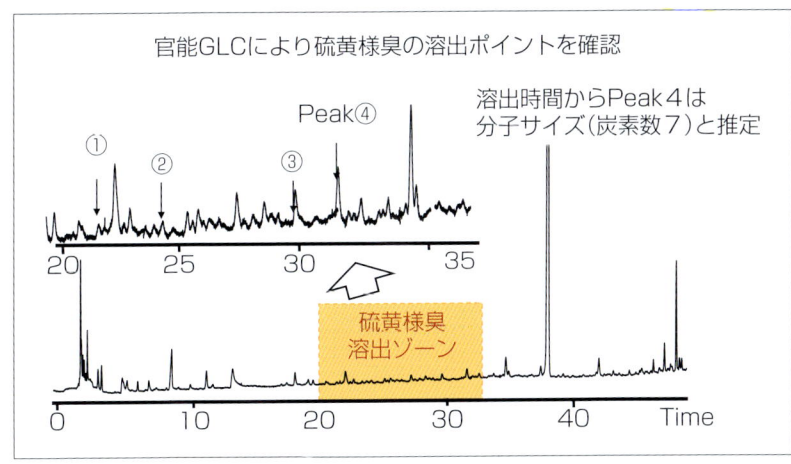

図Ⅰ-17．
硫黄様臭の解析②

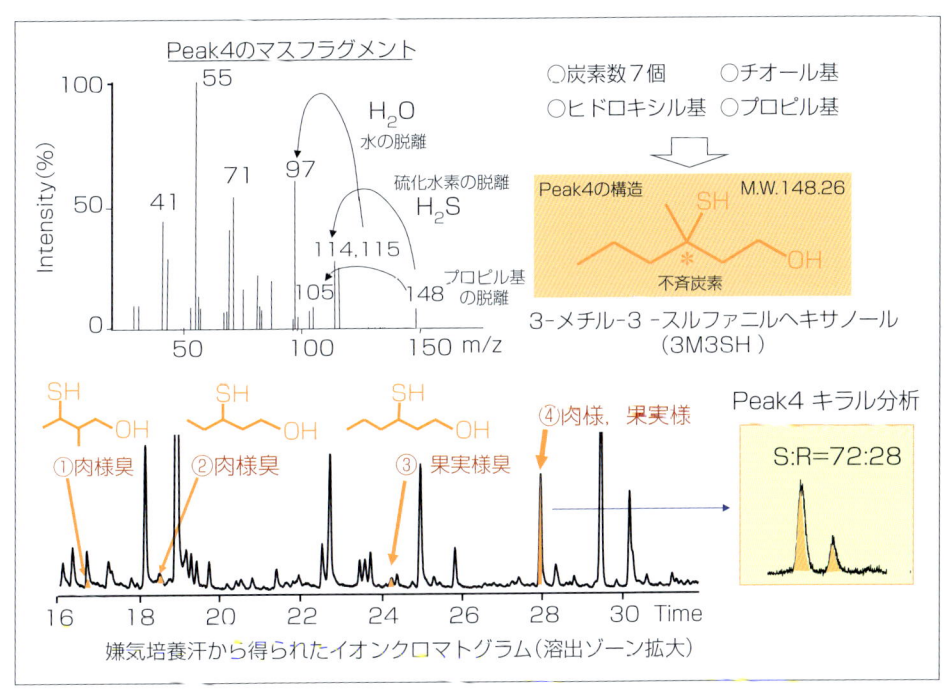

図Ⅰ-18．
硫黄様臭の解析③

されたものを利用する．実際の手続きは腋臭保持被験者に高温室（40℃，湿度80％）に入ってもらい，その間，腋下部よりかいた汗を試験管に集め，そこに直接撹拌子を入れて5分間撹拌抽出する作業となる．その撹拌子を図Ⅰ-16のような専用の導入装置を用いて加熱を経てガスクロマトグラフィーに導入し，ニオイ成分を含む質量分析計のクロマトグラムを得ることができる．スパイシー臭解析の時と同様に官能GLCを用いてニオイを確認し，4か所の硫黄様臭の溶出ポイントを認めた（図Ⅰ-17）．このステップで，溶出位置より例えばpeak 4に関し，分子サイズが炭素数7付近であることまで推定できた．しかしながら，まだこの段階で図Ⅰ-17のピーク強度は不十分で，さらに構造解析を進めるためのピーク情報の取得が困難であった．その後，いろいろと検討を尽くす中，採取した汗を嫌気培養（30℃，2日）することにより硫黄様臭が急激に増幅することが確認された．

2．腋臭（ワキガ臭）とはどういうものか？：臭い物質の探索　　13

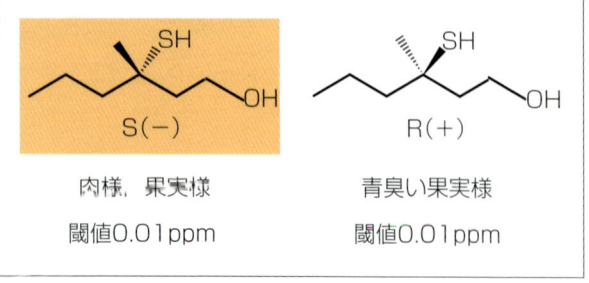

図Ⅰ-19. 硫黄様臭成分，光学異性体のニオイ

その発見を契機に構造解析が進み，適切な強度を有するピークから得られたマスフラグメント情報から，例えばpeak 4に関し構造中にヒドロキシル基，チオール基およびプロピル基の存在が示唆され，別途合成品と照合した結果，3-メチル-3-スルファニルヘキサノール（以下，3M3SH）であると同定できた．この同定を皮切りに，他の硫黄様臭成分も構造解析され，いずれも3位にチオール基を有するアルコール体であることが明らかとなった（図Ⅰ-18）．ここで興味深いことに，最も多く含まれる3M3SHは3位に不斉炭素を有しているが，その光学比率はS体：R体＝72：28の比で存在することがわかり（図Ⅰ-19），上述したスパイシー臭成分（3H3MH）と全く同様の比率であった．光学異性体それぞれのニオイの質はS体のほうが肉様で果実様のニオイ，R体は青臭さのある果実様のニオイを有していた．腋臭らしさとしてはS体がR体を上回っていた[4]．この硫黄様臭成分（3M3SH）とスパイシー臭成分（3H3MH）および，既知の3M2Hの3化合物は，いずれも肌常数より構造類縁体となっていた（図Ⅰ-21）．

腋臭前駆体物質の研究動向

腋臭研究においてはニオイ物質の解明に加えて，2000年代に入り，その前駆体に研究領域が広がってきている．文字通りニオイになる前の物質で上記スパイシー臭に関しては欧州の研究グループが2003年にアポリポ蛋白のN末端，グルタミンに結合したアミノ酸結合型の前駆体の存在を示した[5]．花王（株）でも硫黄様臭前駆体として，システイン結合型前駆体を発見している[6]（図Ⅰ-20）．このシステイン結合型については，猫科の尿中から検出されるフェリニン[7]と構造が酷似しており，フェリニンは，猫のフェロモン関連物質あるいは縄張りマーカーとも解釈されているが，人がシステイン結合型前駆体を代謝する意味合いは

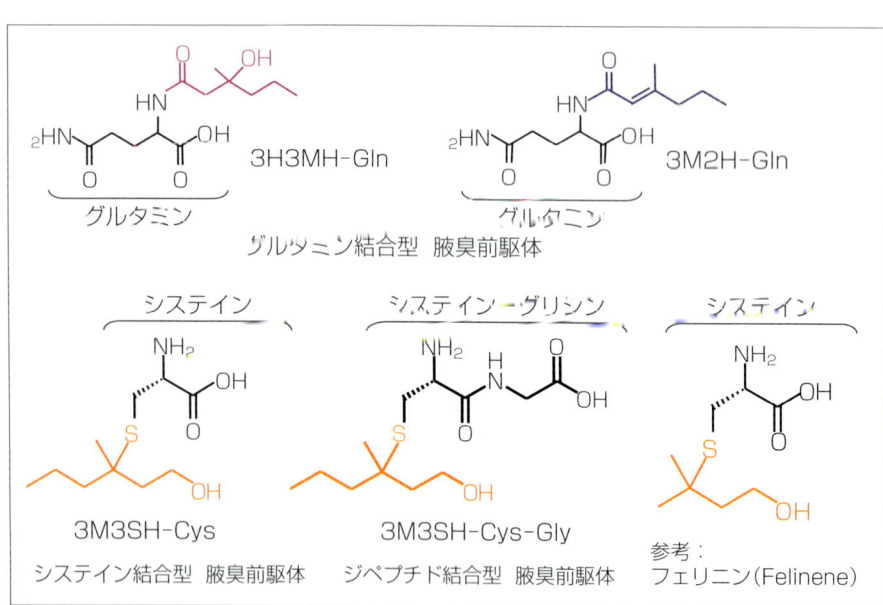

図Ⅰ-20. アミノ酸結合型，腋臭前駆体の発見

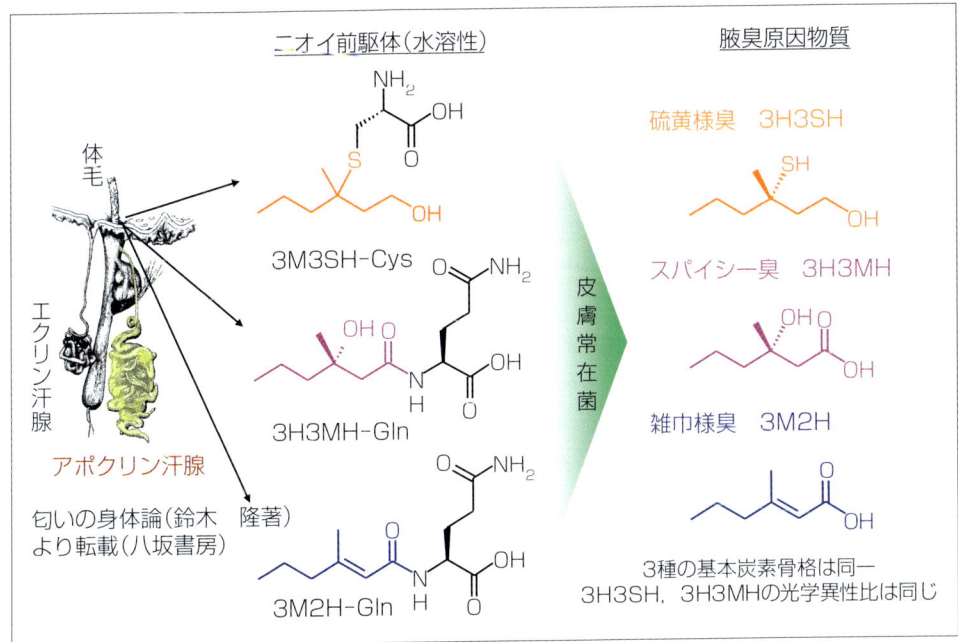

図Ⅰ-21. 腋臭の発生機構

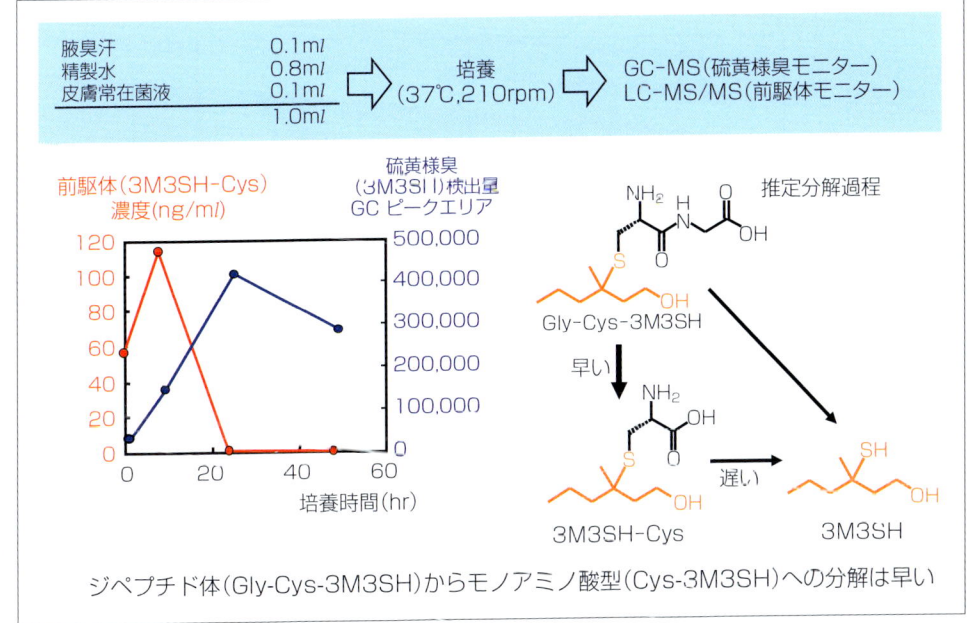

図Ⅰ-22. ニオイ前駆体の皮膚常在菌による分解過程の観察

今のところ定かでない．この前駆体は，さらにグリシンが結合したジペプチド体まで確認されている[8]．さらに高次の構造体の存在が示唆されている．これらアミノ酸結合型の前駆体は，いずれも水溶性物質で揮発性はなくニオイはない．これらの物質はアポクリン汗腺より分泌される汗の中に溶け込んでおり，常在菌の働きで分解してニオイ物質をリリースする（図Ⅰ-21）．花王(株)の調べで，腋臭汗に対し *in vitro* で常在菌を作用させ，その分解過程をLC-MS/MS用いてモニターした結果，モノアミノ酸結合型の濃度が一度上昇してから減少に転ずることが観察されている（図Ⅰ-

2．腋臭(ワキガ臭)とはどういうものか？：臭い物質の探索　15

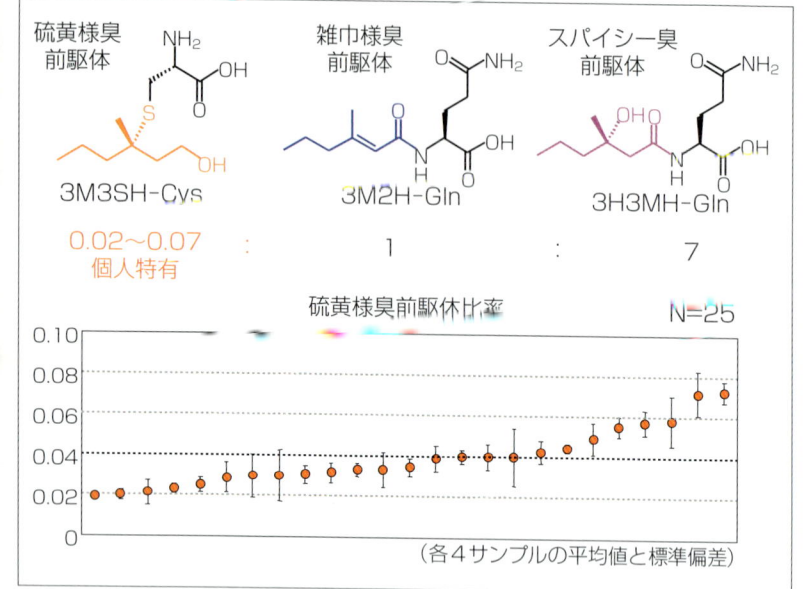

図Ⅰ-23. ニオイ前駆体比率

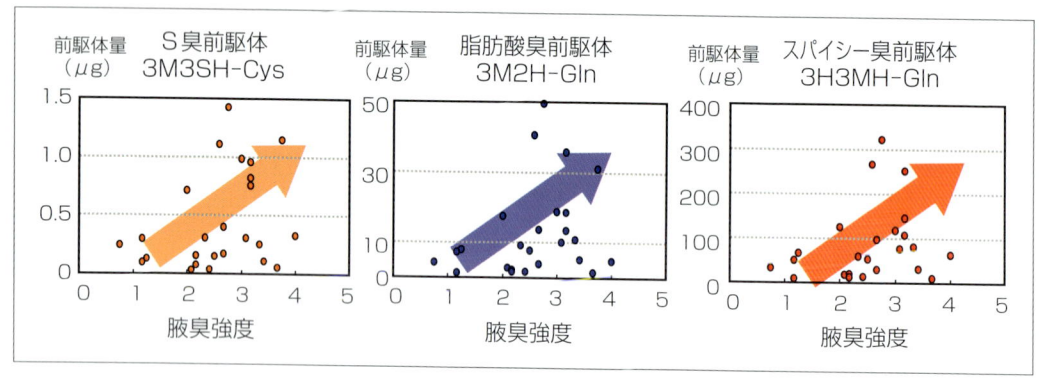

図Ⅰ-24. 腋臭強度と前駆体量の相関

22).この様子はニオイ物質のリリースに対し，モノアミノ酸前駆体からの分解が律速になっていると推察され，したがって，直前前駆体であるモノアミノ酸型が腋臭強度の潜在的なポテンシャルを示す指標として有効であると考察する．これらの前駆体の比率は，腋臭保有者25名の調べで，グルタミン-3H3MH 結合型：グルタミン-3M2H が，人によらずほぼ一定で7：1を有しており，システイン-3M3SH がグルタミン-3M2H に対し 0.02〜0.07 でやや幅があって存在することを観察した[9]（図Ⅰ-23）．この全体的な強度と組成比が，個人の腋臭の質を特徴づけている要因になっており遺伝子的な関係性に興味が持たれる．なお，これら腋臭前駆体の検出量は，被験者により程度の差はあるものの，概ね多く分泌している被験者の腋臭強度は高いことがわかっている（図Ⅰ-24）．

腋臭関連研究—ストレスとの関係—

社会生活の中で，とりわけ自身のニオイが気になる場面に，会議やプレゼン中などの緊張を伴う場面が挙げられている．いわゆる冷汗をかく時で，交感神経の働きで精神性発汗が亢進する時にあたる．この実態を調べるために米国人女性（25名）に対しメンタルストレス負荷試験を実施した（図Ⅰ-25）.

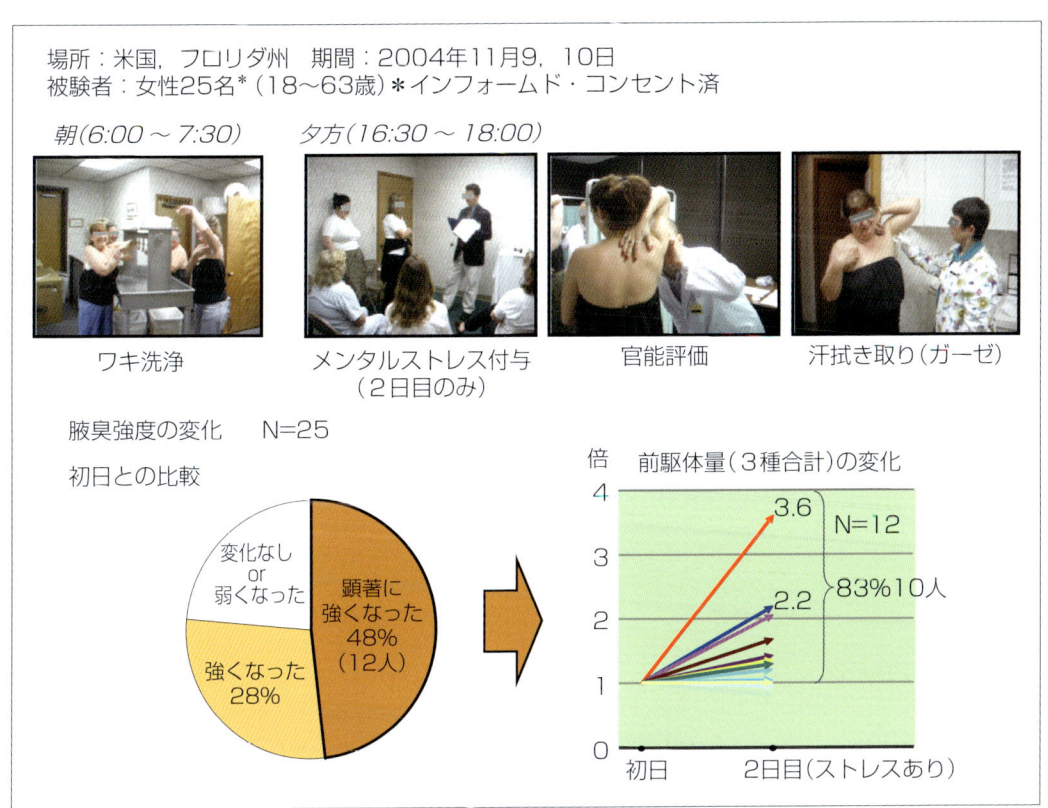

図I-25. メンタルストレス負荷試験

メンタルストレスは，専門のモデレーターが常識クイズや算術計算，スピーチなどを被験者に次々に要求するもので，思うように答えられないプレッシャーを与えるためにグループで行い観察者も同席する．試験は2日間に分けてメンタルストレスあり・なしで比較した．官能評価の結果と腋から採取（湿らせた脱脂綿でのふき取り）した前駆体の量を観察したところ，試験期間中，気温その他の条件は大きな変化はなかったが，官能評価においてメンタルストレスを与えた2日目の被験者の腋臭強度は，全体の7割が強くなり，またニオイが顕著に強くなっていた12人中10人（8割）は前駆体量も増加していた[10]．このことは，ストレスにより発汗が促進されたこと，およびアポクリン汗腺の内部に既にニオイ成分としての蓄積があることを示唆していると考えている．すなわち，上述した硫黄様臭の前駆体であるシステイン結合体は嫌気培養で顕著に増幅することを考慮すると，前駆体の分解は汗が皮膚表面に到達する前の段階ですでに進行しているのではないかと予想している．

おわりに

今回，腋臭のニオイ物質の構造解析を中心に述べたが，構造が明らかとなった現在ではニオイ成分および前駆体の定量は，かなり高精度に取り扱えるようになった．その結果，人の腋臭強度やデオドラント剤の消臭能評価等で客観的なデータも得ることができている．同時に，腋臭に関してはニオイに留まらず，遺伝的な視点からも精力的に研究が進められている．例えば，ゲノムタイプとの関係，特に興味深い研究に*ABCC11*遺伝子との関係性[11]の強さが示されているが，今後，こうした本質的な基礎研究が進むことで腋臭の解明と

理解，そして対策につながるものと思われる．身体のニオイの悩みは，自臭症の存在からもわかるように悩まれている方々にとって，とても深刻な問題であり，その対策として信頼できる手段を提案することが我々の課題であると考えている．今後も「気になるニオイ」の解析を通じて，得られた知見をもとに，TPOに合わせてすばやく消臭する技術，狙ったニオイ成分のみをターゲット消臭する技術，ニオイ成分の分解にかかわる制御技術など，効果的な消臭技術開発に取り組んでいきたいと考えている．

（長谷川義博）

文 献

1) Gower, D. B.：16-Unsaturated C 19 steroids. A review of their chemistry, biochemistry and possible physiological role. J Steroid Biochem. **3**(1)：45-103, 1972.
2) Labows, J. N., McGinley, K. J., Kligman, A. M.：Perspective on axillary odor. J Soc Cosmet Chem. **33**：193-202, 1982.
3) Zeng, X. N., Leyden, J. J., Lawley, H. J., Sawano, K., Nohara, T., Preti, G.：Analysis of characteristic odors from human male axillae. J Chem Ecol. **17**：1469-1492, 1991.
4) Iida, S., Ichinose, N., Gomi, T., Someya, K., Hirono, K., Ogura, M., Yamazaki, S., Sakurai, K.：Analysis of body odor generation(1). The 51st Congress of the Society of Cosmetic Chemicals of Japan, Tokyo, Abstract. 64, 2002.
5) Yabuki, M., Hasegawa, Y., Matsukane, M.：Acidic volatile compounds contribute to human axillary odor. Proceeding of the 37th of Japanese Association for the Study of Taste and Smell, Okayama. 807, 2003.
6) Ogura, M., Sakurai, K., Sawano, K., Kanisawa, T., Tokoro, K.：Analysis of human body odor. Annual Conference of Japan Agricultural Chemical Society Tokyo, Abstract. 3E01, p24, 2003.
7) Froebe, A., Simone, A., Charig, A., Eigen, E.：Axillary malodor production：A new mechanism. J Soc Cosmet Chem. **41**：173-185, 1990.
8) Hasegawa, Y., Yabuki, Y., Matsukane, M.：Identification of new odoriferous compounds in human axillary sweat. Chem Biodivers. **1**：2042-2050, 2004.
9) Natsch, A., Gfeller, H., Gygax, P., Schmid, J., Acuna, G.：Aspecific bacterial aminoacylase cleaves odorant precursors secreted in the human axilla. J Bio Chem. **278**(8)：5718-5727, 2003.
10) Method for the determination of body odor. 国際出願PCT. WO2005/108980. 花王株式会社．
11) Westall, R. G.：The amino acids and other ampholytes of urin. 2. The isolation of a new sulphurcontaining amino acid from cat urine. Biochem J. **55**：244-248, 1953.
12) Starkenmann, C., Niclass, Y., Troccaz, M., Clark, A. J.：Identification of the precursor of (S)-3-methyl-3-sulfanylhexan-1-ol, the sulfury malodour of human axilla sweat. Chem Biodivers. **2**：705-716, 2005.
13) Yabuki, M., Hagura, T., Takeuchi, K., Hasegawa, Y.：Analyses of human axillary odors. 20th Annual Conference on Odor Environment, Abstract. 55-58, 2007.
14) Yabuki, M., Hagura, T., Takeuchi, K., Hasegawa, Y.：Analyses of human axillary odors and their precursors in normal and stressful situations. The AChemS 28th Annual Meeting, Abstract. 38, 2006.
15) Inoue, Y., Mori, T., Toyoda, Y., Sakurai, A., Ishikawa, T., Mitani, Y., Hayashizaki, Y., Yoshimura, Y., Kurahashi, H., Sakai, Y.：Correlation of axillary osmidrosis to a SNP in the *ABCC11* gene determined by the Smart Amplification Process (SmartAmp) method. J Plast Reconstr Aesthet Surg. **63**：1369-1374, 2010.

I 腋臭症・多汗症のメカニズム

3 多汗症はなぜ起こるのか？汗の出る仕組み

はじめに

汗は汗腺から分泌される外分泌液である．汗は体温調節をはじめ人体にとって重要な働きをしている．しかし，過剰に汗が分泌されると日常生活における障害となり多汗症と称される．汗が分泌される基本的仕組みについて概説する．

汗腺の分類

人汗腺にはエクリン汗腺，アポクリン汗腺，アポエクリン汗腺の3種類が存在する．3種類の汗腺は分布，構造，機能においてそれぞれ異なっている（図Ⅰ-26，表Ⅰ-1）[1]〜[5]．

1. エクリン汗腺

エクリン汗腺から分泌される汗は大部分が水分である．エクリン汗腺は体温調節という人体にとって最も重要な働きをしている．汗中の水分は皮膚表面に湿り気を与える作用がある．また汗には尿素，乳酸などの保湿作用を有する成分も含まれている．人類と類人猿ではエクリン汗腺は体の全表面に分布し，体温調節を行っている．人類と類人猿以外の哺乳動物ではエクリン汗腺は足底にのみ存在する．動物足底や人間の手掌・足底の発汗は皮膚表面に適度な湿り気を与えて，摩擦抵抗を増加させる働きがある．

1人の人間は200〜300万個のエクリン汗腺を有している．1個のエクリン汗腺の重量は30〜40 μg である．したがって，エクリン汗腺は総量で60〜120 g になり，1個の腎臓の重量120〜160 g より少し軽い臓器に相当する[1]〜[4]．

エクリン汗腺の分布密度は部位により異なる手掌・足底はエクリン汗腺の分布密度が高く躯幹・四肢中枢側は分布密度が低い．小児と成人ではエクリン汗腺の個数に差はないので，体表面積の少ない小児の方が分布密度は高い．

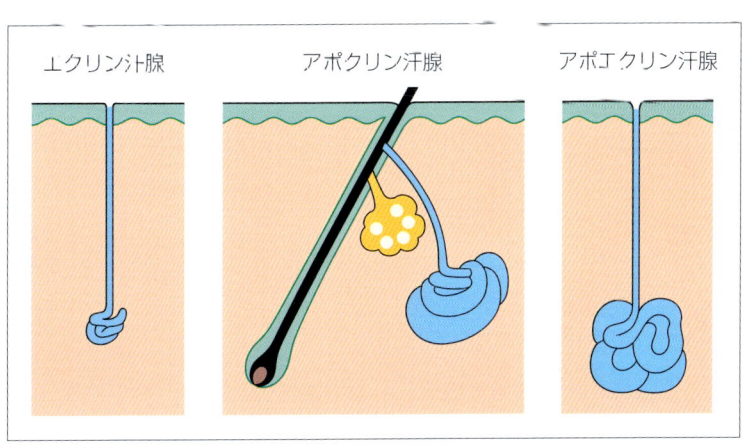

図Ⅰ-26.
エクリン汗腺，アポクリン汗腺，アポエクリン汗腺の模式図
（嵯峨賢次：汗腺の機能と病態への関与．最新皮膚科学大系 第19巻 皮膚の発生・機能と病態．266-271，中山書店，2004．）

表Ⅰ-1. エクリン汗腺，アポクリン汗腺，アポエクリン汗腺の分類表

	エクリン汗腺	アポクリン汗腺	アポエクリン汗腺
分泌部の大きさ	小さい	大きい	エクリン汗腺とアポクリン汗腺の中間
汗管	長い	短い	長い
汗管開口部	皮膚表面	毛嚢上部	皮膚表面
分泌部	狭い管腔を有する細い分泌管	広い管腔を有する太い分泌管	アポクリン汗腺様分泌管がエクリン汗腺様分泌管を経て汗管につながっている
分泌部の細胞	明調細胞(clear cell)，暗調細胞(dark cell)，筋上皮細胞(myoepithelial cell)	円柱細胞(columnar cell)，筋上皮細胞	太い部分はアポクリン汗腺と同様，細い部分はエクリン汗腺と同様
細胞間微小汗管(intercellular canaliculus)	存在する	存在しない	エクリン汗腺様分泌部にのみ存在する
発生	出生時から存在する	出生時から存在する	思春期以降に出現する(既存のエクリン汗腺の一部がアポエクリン汗腺に変化する)
化学伝達物質に対する反応性 (A：α-adrenergic，B：β-adrenergic，C：cholinergic)	C≫B≫A	C=A	C>B>A

(嵯峨賢次：汗腺総論．最新皮膚科学大系 第17巻 付属器・口腔粘膜の疾患．160-166, 中山書店, 2002.)

2. アポクリン汗腺

アポクリン汗腺は腋窩・乳暈・外陰部に存在する[1)5)]．アポクリン汗腺は性ホルモンの影響を受け，思春期に分泌が活発になる．アポクリン汗腺は断頭分泌という独特な分泌をする．断頭分泌では腺腔側細胞質の一部が離断して分泌される[2)5)]．アポクリン汗腺から分泌される汗は蛋白質や脂質などの有機成分に富み，独特の刺激臭を発する．腋窩の臭いが強い場合は腋臭症と称される．

3. アポエクリン汗腺

アポエクリン汗腺(apoeccrine sweat gland)はアポクリン汗腺と似た太い分泌部とエクリン汗腺と似た細い分泌部を有している．太い分泌部ではアポクリン汗腺と同様に断頭分泌の像を示す．しかし，アポエクリン汗腺の汗管はエクリン汗腺と同様に皮膚表面に直接開口している[1)5)6)](図Ⅰ-26)．アポエクリン汗腺は思春期以降の人腋窩に出現する．既存のエクリン汗腺の分泌部がアポクリン汗腺の分泌部のように大形化して発生すると考えられている．

体温調節・エクリン汗腺からの発汗の調節

エクリン汗腺の主な働きは汗を分泌して体温調節を行うことである．成人1日のエネルギー消費量は2,500〜3,000 kcalで，その大部分は熱として消費される．熱は汗の気化熱と皮膚表面からの放射熱として放出される．成人では安静時でも1日あたり200〜400 ml の発汗がある．最大発汗時には1時間あたり2〜3 l の汗を分泌し，1日あたり10 l の汗を分泌することができる[1)〜4)]．分泌された汗は，蒸発する時に気化熱を放散して，体温を低下させる．

体温調節には脳が中心的な働きをしている．視床下部の視索前野には温度の変化に反応して活動が変化する温度感受性ニューロンが存在する[7)]．深部体温の上昇は温度感受性ニューロンを刺激し発汗を誘導する．皮膚表面温度上昇による体表面

知覚受容体からの求心性インパルスも発汗を誘導する．深部体温上昇の方が皮膚表面温度上昇よりも強い発汗誘導刺激になる．発汗刺激は視床下部から延髄，脊髄を経て交感神経節に伝えられる．交感神経節から交感神経節後線維を通ってエクリン汗腺に発汗刺激が伝達される．交感神経終末からはアセチルコリンが分泌されてエクリン汗腺のムスカリン性アセチルコリン受容体に結合して汗が分泌される．

エクリン汗腺の構造

エクリン汗腺は1本の管状器官で分泌部と汗管から構成されている．分泌部の末端は閉鎖しており，もう一端は汗管につながっている．エクリン汗腺の汗管は表皮に開口している．分泌部は折り畳まれて重なっている．分泌部で産生された汗はコイル状汗管(coiled duct)と直線状汗管(straight duct)を通り，表皮内汗管を経て皮膚表面に分泌される．コイル状汗管と直線状汗管を合わせて，真皮内汗管(dermal duct)と呼ぶ(図I-27)．表皮内汗管は螺旋状に回転しながら皮膚表面に開口する(図I-28)．

2種類の分泌細胞と筋上皮細胞がエクリン汗腺の分泌部を構成している．明調細胞(clear cell)と暗調細胞(dark cell)の2種類の分泌細胞が1層の分泌上皮を形成している(図I-29)．暗調細胞が腺腔側に存在し，明調細胞は基底膜側に存在し，

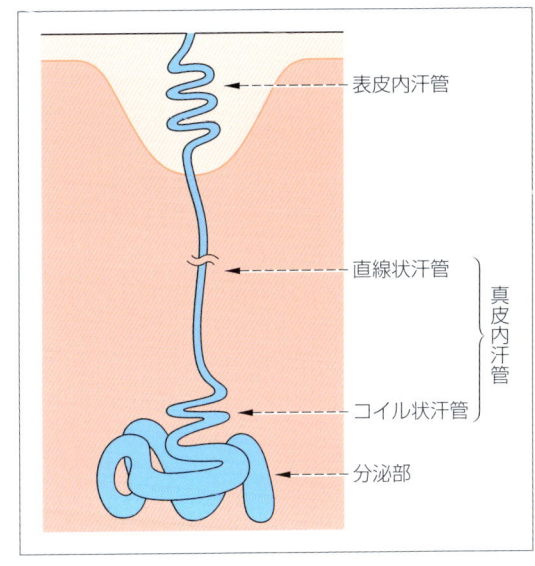

図I-27．エクリン汗腺の模式図
(嵯峨賢次：汗腺総論．最新皮膚科学大系 第17巻 付属器・口腔粘膜の疾患．160-166，中山書店，2002．)

これらの細胞は2層構造を形成しているようにみえる．しかし，両細胞とも基底膜に接しており，実際には暗調細胞と明調細胞は1層の分泌上皮を形成している．暗調細胞の細胞質には暗調細胞顆粒(dark cell granule)が存在する．暗調細胞顆粒はコンドロイチン硫酸あるいはデルマタン硫酸を含んでいる[4]．暗調細胞顆粒にはカルシウムが沈着している．暗調細胞顆粒のムコ多糖体は分泌されて汗器官内面を覆い，保護することが推定され

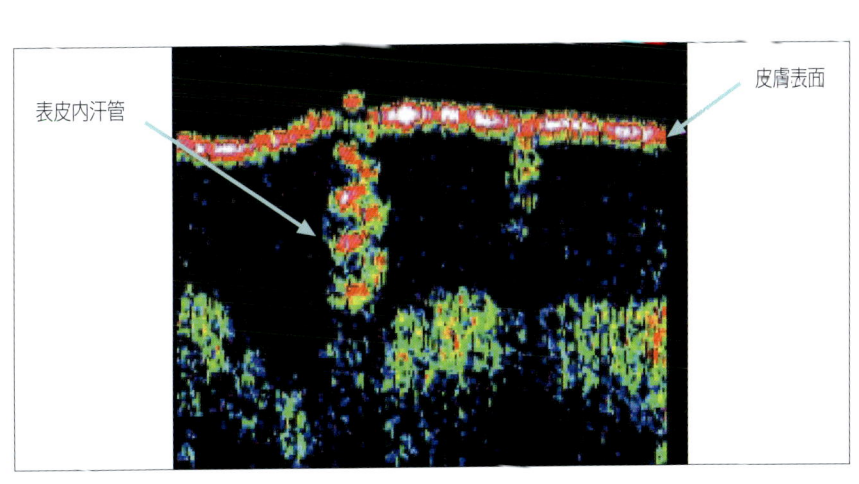

図I-28．
表皮内汗管のOCT(optical coherence tomography)像
(Ohmi, M., et al.: Dynamic analysis of internal and external mental sweating by optical coherence tomography. J Biomed Opt. 14：014026, 2009．大阪大学産学連携本部イノベーション部ベンチャービジネスラボラトリー　春名正光教授ご提供)

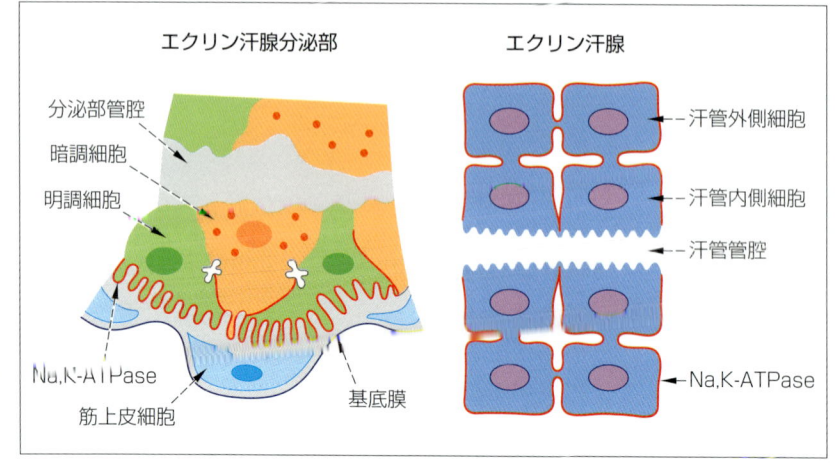

図Ⅰ-29. エクリン汗腺における Na, K-AT-Pase 存在部位の模式図
(嵯峨賢次：汗腺総論. 最新皮膚科学大系 第17巻 付属器・口腔粘膜の疾患. 160-166, 中山書店, 2002.)

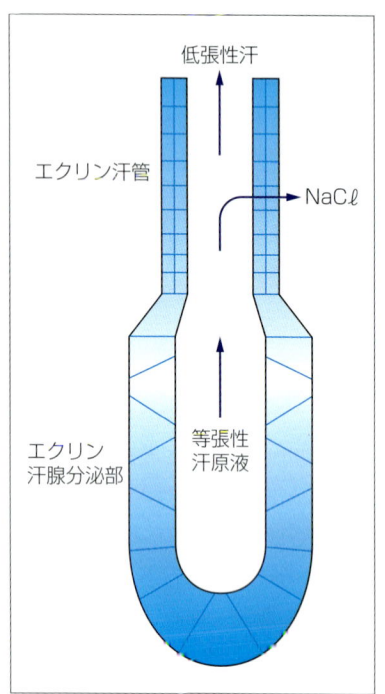

図Ⅰ-30. エクリン汗管における NaCℓ の再吸収
(嵯峨賢次：汗腺総論. 最新皮膚科学大系 第17巻 付属器・口腔粘膜の疾患. 160-166, 中山書店, 2002.)

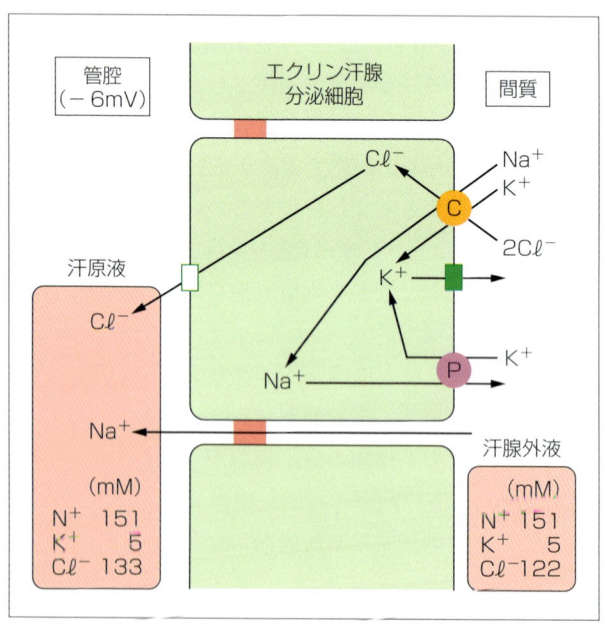

図Ⅰ-31. エクリン汗腺分泌細胞における汗の生成機構
(嵯峨賢次：汗腺総論. 最新皮膚科学大系 第17巻 付属器・口腔粘膜の疾患. 160-166, 中山書店, 2002.)

ている[4].

　分泌細胞の間質側(基底膜側)は細胞膜が複雑に折れ曲がり，入り組んだ形態を呈している．このような構造をとることにより，間質側細胞膜の表面積は増加している．分泌細胞の間質側細胞膜には Na, K-ATPase 活性が豊富に存在している(図Ⅰ-29)[8].

　分泌細胞間には細胞間微小汗管(intercellular canaliculus)と呼ばれる構造が存在する．細胞間微小汗管は分泌細胞と分泌細胞の間に形成された

22　腋臭症・多汗症治療実践マニュアル：Ⅰ．腋臭症・多汗症のメカニズム

管状構造で，内腔面に微絨毛を有している．細胞間微小汗管は分泌腺腔に開口している．

分泌細胞の外側を筋上皮細胞が網目状に取り囲んでいる．その外側を基底膜が取り囲んでいる．筋上皮細胞は分泌腺腔内圧上昇に対抗して，腺体が膨張するのを防ぐ働きをしている．

汗管での NaCl 再吸収

分泌で産生された汗は汗管を通過中に NaCl が再吸収される．エクリン汗腺分泌部で産生される原汗（primary sweat）と曲汗管を通って分泌される汗中の Na, K, Cl 濃度を測定することにより曲汗管において NaCl が再吸収されることがわかった．単離エクリン汗腺の分泌部を曲汗管との接合部で切断し，in vitro でメタコリンにより発汗を誘導して分泌部で産生される原汗の Na, K, Cl 濃度を測定した．さらに，それらの濃度と曲汗管を通過して分泌される汗中の Na, K, Cl とを比較した．その結果，エクリン汗腺分泌部において産生される原汗はほぼ等張性であった．それに対して曲汗管を通過して分泌される汗は NaCl 濃度が低く低張性であった[9]．これらの結果は汗管において原汗から NaCl が再吸収されることを示している（図Ⅰ-30）．汗管において Na, K-ATPase は間質側の細胞膜に存在しており，Na, K-ATPase が駆動力になり，原汗から NaCl を再吸収している（図Ⅰ-29）．

汗腺分泌細胞における汗の生成

エクリン汗腺分泌細胞において汗は Na-K-2Cl 分泌機構により産生される（図Ⅰ-31）[10]．交感神経終末から放出されたアセチルコリンが分泌細胞の細胞膜にあるムスカリン性コリン受容器に結合して細胞内への Ca^{++} の流入が始まる[11]．細胞内 Ca^{++} 濃度の上昇により腺腔側細胞膜の Cl チャンネルと間質側細胞膜の K^+ チャンネルが開く[12]．K^+ の濃度勾配が駆動力になって KCl が電気的に中性に細胞内から細胞外に流出する．その結果，分泌細胞は収縮する．収縮した細胞を元に戻すた

めに regulatory volume increase 機構が働き Na-K-2Cl 共輸送体が活性化される[13]．Na^+ の濃度勾配が駆動力になり Na^+, K^+, 2Cl が電気的に中性に細胞内に流入する．Na-K-2Cl 共輸送体を通じて流入した Na^+ により細胞内 Na^+ 濃度が上昇する．細胞内 Na^+ 濃度の上昇により間質側細胞膜に存在する Na, K-ATPase が賦活化される．N, K-ATPase により細胞内 Na^+ は細胞外に，細胞外 K^+ は細胞内に輸送される．これら一連のイオンの動きの結果 Na^+ と K^+ は間質側細胞膜の内外を循環し，Cl は間質から腺腔に輸送される．Cl の間質から腺腔への移動の結果，腺腔側は間質側に対して陰性の電位を示す．腺腔の陰性電位に引かれて Na^+ が細胞間接合部位を通って間質側から腺腔側に移動する．その結果，NaCl が間質側から腺腔側に移動したことになる．NaCl の移動に伴い水が間質側から腺腔側に移動する．

運動時の発汗

運動トレーニングを行うことにより，発汗量は増加し体温調節能が向上する．高温環境下で運動トレーニングを続けると発汗量がさらに増加する．また，発汗閾値体温が低下し，運動開始後すぐに発汗するようになる．

発汗に対する老化の影響

高齢者は若年者と比較して発汗量が少ない．老人では皮膚表面温度上昇に対する発汗反応の閾値が上昇している．血液を介した中枢神経温度の上昇に対する発汗反応も高齢者では遅れる．個々のエクリン汗腺のレベルでは，汗をよくかく人のエクリン汗腺の体積は汗をかかない人のエクリン汗腺よりも大きい．高齢者のエクリン汗腺は若い人のエクリン汗腺と比較して小さく，最大発汗量は高齢者では低下している．汗分泌の多い人のエクリン汗腺のアセチルコリン感受性は汗分泌の少ない人よりも高い．高齢者のエクリン汗腺におけるアセチルコリン感受性は低下している．高齢者において発汗が誘導されるためにはより多くのアセ

チルコリン刺激が必要になる．したがって，体温上昇に伴う発汗反応は高齢者では遅れる．

多汗症の汗腺

多汗症患者の多汗部位の汗腺は大きく，アセチルコリン感受性が高い．これらの変化は多汗症の汗腺にのみ出現する変化ではなく，発汗量の多い汗腺に共通して観察される現象である．

（嵯峨賢次）

文 献

1) Sato, K., et al.：Biology of sweat glands and their disorders. I. Normal sweat gland function. J Am Acad Dermatol. **20**：537-563, 1989.
2) 嵯峨賢次：汗腺総論．最新皮膚科学大系 第17巻 付属器・口腔粘膜の疾患．玉置邦彦ほか編．160-166, 中山書店．2002.
3) 嵯峨賢次：汗の分泌機構と汗の皮膚病．日皮会誌．**111**：2222-2229, 2004.
4) 嵯峨賢次：エクリン汗腺の構造と分泌機能．MB Derma. **124**：1-6, 2007.
5) 嵯峨賢次：汗腺．美容皮膚科学第2版．宮地良樹ほか編．73-76, 南山堂．2009.
6) Sato, K., et al.：Morphology and development of an apoeccrine sweat gland in the human axillae. Am J Physiol. **252**：R166-R180, 1987.
7) Boulan, J. A.：Hypothalamic mechanisms in thermoregulation. Fed Proc. **40**：2843-2850, 1981.
8) Saga, K., et al.：Ultrastructural localization of ouabain-sensitive K-dependent p-nitrophenyl phosphatase activity in monkey eccrine sweat gland. J Histochem Cytochem. **36**：1023-1030, 1988.
9) Sato, K., et al.：Pharmacologic responsiveness of isolated single eccrine sweat glands. Am J Physiol. **240**：R44-R51, 1981.
10) Saga, K., et al.：Electron probe X-ray microanalysis of cellular ions in the eccrine secretory coil during methacholine stimulation. J Membr Biol. **107**：13-24, 1989.
11) Sato, K., et al.：Role of calcium in cholinergic and adrenergic mechanisms of eccrine sweat secretion. Am J Physiol. **241**：C113-C120, 1981.
12) Saga, K., et al.：K^+ efflux from the monkey eccrine secretory cell during the transient of stimulation with agonists. J Physiol. **405**：205-217, 1988.
13) Toyomoto, T., et al.：Na-K-2Cl cotransporters are present and regulated in simian eccrine clear cells. Am J Physiol. **273**：R270-R277, 1997.

● コラム

足立文太郎先生のこと

　足立文太郎は，モンゴロイド特有の乾性耳垢や腋臭と耳垢型の関係などを初めて学術的に発表した解剖学者である．その生涯を日本人に特徴的な解剖学的研究に捧げ，緻密かつ膨大なデータをまとめ上げた功績は世界的にも高く評価されている．形成外科医にとっては，足立の分類として知られた「微小血管の走行分類」が，マイクロサージャリーを用いた皮弁開発において多大なる貢献をもたらしたことは記憶に新しい．また足立は，その愛すべき人柄や作家・井上靖の岳父としての顔も有している．是非ともこの場を借りて足立文太郎という人物を紹介したいと思う．

　足立は 1865 年（慶応元年）6 月 15 日，静岡県天城湯ヶ島町で生まれた．父が家業に失敗し生活は決して楽ではなかったが，周囲の援助を得て東京大学予備門医科，東京帝国大学医科大学と進み，1894 年（明治 27 年）に同大学を優秀な成績で卒業した．翌年第三高等学校医学部（現岡山大学医学部）の解剖学教授となり，1899 年（明治 32 年）より 5 年間，ドイツのストラスブルグ大学へ留学した．帰国後の 1904 年（明治 37 年），京都帝国大学医学部教授へ招聘された．以後，血管，筋肉などの軟部組織に注目した詳細な研究を行い，人種間比較を駆使しつつ日本人特有の解剖学を創り上げた．

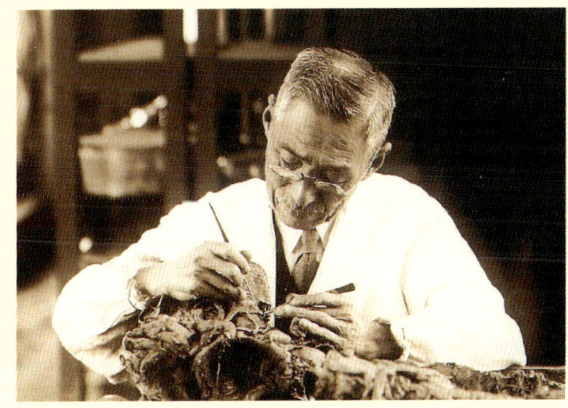

図1．解剖中の足立先生

　1925 年（大正 14 年）に京都帝国大学を定年退職するが，その時のインタビュー記事によれば，酒と煙草を愛しながら研究に没頭した日々を謙虚に物語る足立の人柄がしのばれる．

　足立文太郎の酒は愉快な酒だ．彼が酔って，諧謔に富んだ話を始めると一座がみん

な耳をかたむけたという．定年退職の折，在職中の感想を聞くべく教授を訪れると，元気な面持ちにて霧島をくゆらせながら「酒を呑んだ外，何もない」を冒頭に，「実際勉強したと思うが何も出来なかった．お恥ずかしい次第さ．芋はいくら剝いても良いところは出てこず，食えなくなるばかりなんだよ．世間では及公のことを血管血管というが，血管は枝で幹はまだ外にあるんだ．もっと上に上がろうと思っているうちに血管という枝で首をくくってしまったのさ．日は暮れた．わかい人は日のあるうちに歩かないけないな．そして最後に再び及公は酒を呑んだ外，何も仕事はしなかった」と極めて謙遜して結ばれた．(京都帝国大学新聞縮刷版　大正 14 年 7 月 1 日付より抜粋)

足立は終始研究に明け暮れたが，「公の国宝」といわれた足立を支えたのが「野の国宝」と称された，妻のやそであった．二十歳の時に嫁いだやそは，後の生活を十分覚悟のうえ結婚に臨んでおり，周囲が心配するような状況に際しても決して狼狽えることはなかった．

「日本人の解剖学は日本人の手で作りあげねば，日本人の男が立たぬからナ．わしは命がけで勉強する．家の中も苦しかろうがよろしく頼むぞ」
「どうぞ元気で思う存分やって下さい．あなたの御研究のためなら，私の力の及ぶ限り，どんなことでも喜んで致します」

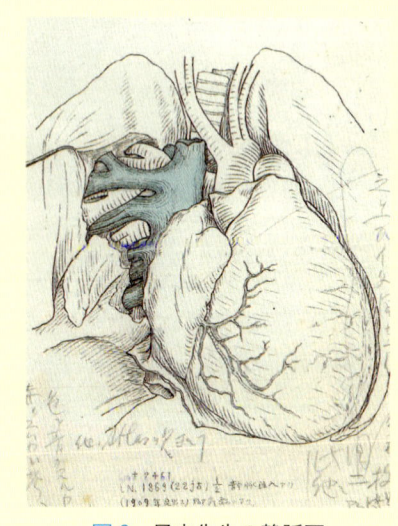
図 2. 足立先生の静脈図

常に世界的レベルを意識していた足立は，仕事の成果を次々とドイツ語で発表した．1928 年(昭和 3 年)，集大成ともいえる「日本人の動脈系(Das Arteriensystem der Japaner)」が出版され，続く 1930 年(昭和 5 年)，研究題目「日本人の動脈系統」に対して学士院恩賜賞が授与された．解剖した人体数は，世界全人種の男女合わせて 3 万数千体といわれている．

足立の長女ふみは，同郷で遠縁にあたる井上靖に嫁いだ．1935 年(昭和 10 年)11 月 24 日，ふみと靖の結婚式の日，足立は「今日の婿さんは将来，日本一の文士になります」と挨拶した．靖は十代より文学に秀でていたが，結婚時は 28 歳ながらまだ京大の学生であった．足立は慧眼をもって，靖の才能を誰よ

りも見抜き，激励しつつ文学者としての正道を歩む手助けをしたのであった．

「ものを書きたいという靖の芽をお前が育てなさい．いろいろなことがあるかも知れないよ．しかし，お前ならついてゆくだろう」

足立は京大在職中に学部長となったが，さらに総長との話には研究に支障がでるとの理由で固辞した．60歳で定年退職した日は，これで本格的に自分の仕事ができると喜んだ．周囲のものには仕事をしながらポックリ逝きたいといっていたが，1945年（昭和20年）4月1日，その時が訪れた．いつものように机に向かって座っていた足立は，「来た！菊池を呼べ，頭が痛い」といって1時間足らずで亡くなった．巨星墜つ．享年79歳．菊池とは彼の教え子で京大内科の教授の名であった．

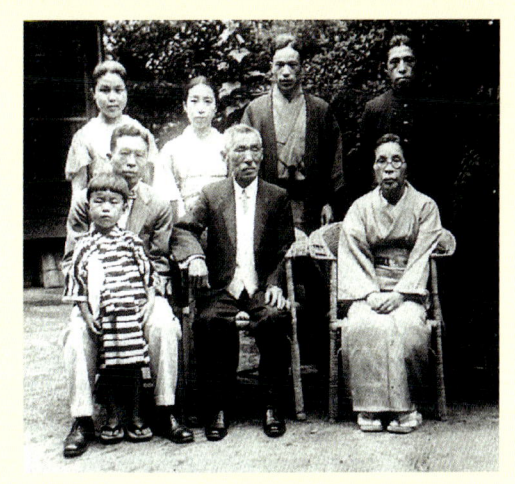

図3．足立家の家族写真
足立夫妻（前列中央，右），嫁入り前の足立ふみ（後列左から二人目）と詰襟学生服の姿の井上靖（後列右）

（坂井靖夫）

文　献

1) 足立文太郎：http://ja.wikipedia.org/wiki/%E8%B6%B3%E7%AB%8B%E6%96%87%E5%A4%AA%E9%83%8E
2) 湯ヶ島小学校の偉大な卒業生—足立文太郎博士．http://yues.city.izu.shizuoka.jp/rekisi/adachi.htm
3) 井上ふみ：やがて芽をふく．潮出版社，東京，1996．
4) 井上ふみ：風のとおる道．潮出版社，東京，1991．
5) Tubbs, R. S., Loukas, M., Kato, D., Ardalan, M. R., Shoja, M. M., Gadol, A. A.：The evolution of the study of anatomy in Japan. Clin Anat. **22**(4)：425-435, 2009.
6) 小宮　彰：十九世紀人類学と近代日本—足立文太郎を中心として—．東京女子大学比較文化研究所紀要．**53**：21-37, 1992．

＊図1，2は京都大学医学部創立百年記念誌『近衛町無番地』(2004)より許可を得て転載．
　図3は『やがて芽をふく』中の家族写真を井上修一氏の許可を得て掲載．

II. 腋臭症・多汗症を診る

II 腋臭症・多汗症を診る

① 腋臭症の診断

緒言

腋臭症は腋窩部アポクリン汗腺からの分泌物が皮脂と混ざりあい，*Corynebacterium* などの皮表細菌が産生する酵素により分解されることで揮発性，異臭性の脂肪酸などとなり，特有の臭いを生じるものである[1]．また，衣類に付着する黄ばみも悩みを大きくする要因でもある．さらに，精神的な緊張・ストレスなどによって腋窩部に滴り落ちるような腋窩多汗症を伴うこともあり，衣類がびっしょりと濡れ日常生活に支障がでることもある．

腋臭症の診断は腋臭を確認できれば確実なものとなるが，軽症例では受診時に腋臭を確認できないこともあり詳細な問診を行う必要がある．特に若年層に体臭を気にしすぎる傾向がみられ，腋臭が非常に軽度あるいは全くないにもかかわらず深刻に悩んでいる場合もあることを忘れてはならない．

腋臭症の診断

1. 最近の傾向

最近では若年層に体臭を嫌う傾向が強くなり，日常診療で腋臭の悩みを持つ患者を診る機会が増えているように感じるが，これはマスコミの影響が大きいと思われる．春から夏にかけ「臭い」についてのCMをテレビや雑誌で目にすることが多くなり，また雑誌などでは「ワキガのチェックリスト」なるものが，まことしやかに書かれている．しかし「耳垢が湿っている」，「衣類が黄ばむ」，「腋の汗が多い」などの症状があるとワキガと診断できると書かれているが，これは果たして正しいのだろうか？「自分がワキガでは？」と思い込ませ不安をかきたてるような内容が多くみられ，腋臭症でもないのに悩んでいる若年齢者が数多くいることは危惧すべきことである．

2. 患者の悩み

患者の悩みは腋臭の他に多汗・衣類の黄ばみ・腋窩部皮膚の色素沈着など様々であるが，腋臭症患者の最大の悩みが腋臭であることは言うまでもないことである．

A. 自己臭妄想患者の問題点

腋臭を主訴に来院する患者の中には，臭いに敏感になりすぎ周囲の人が自分の臭いを気にしていると思い込んでしまう自己臭妄想（恐怖症）患者も少なからず存在することを忘れてはならない．

「自分は腋臭症である」と思い込み，周囲の人とのコミュニケーションがうまくいかなくなる自己臭妄想患者は，友人や同僚など周囲の人が何気なく話している会話の中で「臭い」の一言が心にひっかかり，自分の臭いについて悩むきっかけとなる．また何か仕事での人間関係がうまくいかないと自分の臭いのせいであると思い込んでしまうこともある．

さらには「電車で向かい合った席の乗客や街角ですれ違う人が自分を見て嫌な顔をする」，「近くに寄ると席から立ち上がる」，「仕事場で同僚が手を鼻にやったり，咳払いする」，「自分の臭いのせいで犬が吠えている」など特異的な訴えを伴うこともある．

つまり，他人の言動によって腋臭を判断してい

るわけで，逆に患者が一人でいる時にはあまり気にならないのである．

このような患者は，腋臭が確認されないため医者からは相手にされず医療機関を転々と渡り歩くこととなってしまう．そして，たまたま受診した医療機関で安易に勧められた手術を受けてしまうこともあるが，手術によって自分の臭いに何ら変化がないことに気づくと，さらに他の医療機関を受診し，繰り返し手術を受ける結果となる．

しかし，元々腋臭がなければ手術を行ったとしても臭いに変化がないのが当然で，患者本人は医療機関で腋臭症と診断され手術を受けたことで「自分は間違いなく腋臭症であるのに，手術を受けても治らないから重度の腋臭症である」と確信を深めてしまうのである．安易な腋臭症との診断や治療を行うことは，患者の悩みをなおさら大きくすることとなる．

自己臭妄想患者は年数をかけ徐々に思い込みが強くなり，登校拒否・離職・引きこもりになり，稀ではあるが自殺にまで追いやられることもある．

B. 腋臭症患者と家族の悩み

東洋人における腋臭症の発生頻度は欧米人に比べ非常に少なく，日本人では約1割とされている．その頻度の低さゆえ腋臭症患者は自分が持つ特有の臭いに敏感になり，「周囲の人に自分の腋臭がわかってしまうのではないか？」との悩みを抱えつつ，様々な対処法を試しながら日々の生活をしているわけである．最近では腋臭が軽微であっても深刻に悩んでいることを念頭に置く必要がある．

一般的に腋臭を抑えることだけで患者の悩みがすべて解決すると安易に考えやすい．しかし，実際には患者の悩みは腋臭だけではなく，腋臭に伴う衣類につく黄ばみや腋窩部の多汗であることにも留意しなければならない．

衣類に付着する黄ばみは腋臭と同様に一度染みつくと何度洗濯をしてもなかなか落ちづらいものである．特に，女性患者からは「お気に入りのシャツやブラウス，和服に黄ばみや腋臭がつくと二度と着られずに困っている」と打ち明けられることもある．さらに，腋窩部に流れ出るほどの多汗を伴うことも多く，これらの症状が重なることが患者の悩みをさらに増幅させているわけである．また，制汗剤などの外用剤を長期間使用することによって腋窩部皮膚に色素沈着が生ずることも悩みとなる．

腋臭症の発症時期は心理的に敏感な思春期であり，親に相談もできずに人知れず一人で悩み続ける患児も多い．さらには，学校内でのいじめや不登校の原因となっている場合も少なくない．極端な例では，「自分の腋臭が親からの遺伝によるもの」との理由で患者の不満が親に向けられ，同時に親も子供の腋臭症の原因が自分からの遺伝であることで子供に対し引け目を感じ，親子関係がうまくいかなくなる場合もある．

このように，腋臭症患者の悩みは我々が考えている以上に深刻であることを忘れてはならない．

3. 外科的治療などを行う際の注意点

自己臭妄想症など元々腋臭がないにもかかわらず臭いを気にして外科的手術を強く希望する患者も多いが，そのような患者は「自分の臭いの悩みは外科的治療を行えば簡単に治って，悩みから開放される」と思い込んでいる．しかし，外科的治療を行ったにもかかわらず臭いが軽快しない場合には，患者の臭いに対する悩みは逆に大きくなることも忘れてはならない．

患者から手術を受けたいとの希望のみで外科的治療を安易に行うことは好ましくない．確実な診断を行ったうえで「施術により症状が軽快し，悩みが解消される」と施術者が確信を持った時のみ手術を行う必要がある．しかし，安易な診断のもと手術を受け，臭いが治らず医療機関を渡り歩く患者が多くいることを忘れてはならない．外科的手術は最後の手段なのである．

4. 診断の手順—問診のポイント—

腋臭症と診断するうえで最も確実な方法は腋臭

を確認することである．実際に腋臭が確認できれば間違いなく腋臭症と診断できるわけであるが，通常患者が来院する際に制汗剤などの外用剤を使用していることも多く，腋臭が確認できないこともある．その際に腋臭症と診断することは難しく，また腋臭が全くないにもかかわらず腋臭症と信じ込んでいる自己臭妄想との判別に苦慮することも多い．

A. 主訴とその発症時期

腋臭，衣類の黄ばみがほとんどの患者の悩みである．

腋臭は腋毛の生え始める時期の前後に発症するのが通常であるが，症状の強い学童の場合には小学校入学直後から発症することもある．その後，成長とともに腋臭は強くなり20歳前後でピークとなり，壮年期以降は徐々に軽快していく．腋臭が成人になってから突然発生することはほとんどないので，その場合には自己臭妄想を疑う必要がある．

衣類の黄ばみは腋臭とほぼ同様の経過をたどるが，黄菌毛に伴う下着の黄ばみや頻繁に使用している制汗剤など外用剤が衣類に付着することで起こっている場合もあり，黄ばみがあるから腋臭症とは言えない．

B. 臭いが気になるタイミング

手で腋窩部を擦り，その手の臭いを嗅いで臭いがあるという患者も多いが，手には様々な臭いがついていることもある．肘を上げ，腋窩に鼻を近づけて臭いが気になるかどうかを尋ねると，臭いが気にならないという患者もいるのである．また，医療機関に来ると臭いがなくなるが，普段は臭いが強いと言いはる場合もある．また，汗をかいた時だけ臭いが気になるが，そのまま家に帰ると臭いは気にならなくなるという場合もある．

しかし，腋臭は一度皮膚につくと簡単になくなるものではなく，入浴していなければ翌日であっても臭いは確認できるわけで，患者の「臭いがある」ということを簡単に信じないように気をつける必要がある．

C. 耳垢の状態

外耳道にあるアポクリン汗腺は幼小児期から既に発達しているため，腋臭症患者では幼小児期から耳垢が必ず湿っている．一方，耳垢が湿っていても腋臭がないこともあり，耳垢が湿っていることだけで安易な診断は行うべきでない．逆に言い換えれば，耳垢が乾燥していれば腋臭症ではないと判断することができるわけである．

耳垢が湿っていると問診する際には必ず「いつ頃から湿ってきた」と尋ねることが大切で，「成人になってから耳垢が湿ってきた」という場合には腋臭症によるものではなく，外耳道炎などを併発していることもある．

D. 家族歴

腋臭症は優性遺伝にて継承されるため，両親どちらかに腋臭症あるいは耳垢が湿っている方がいるはずであり，親戚の中にも明らかな腋臭症患者を確認できることが多い．

E. 腋臭症に対する手術歴

臭いを気にしている患者は安易に外科的手術を受けることがあり，手術によって悩みが軽減されないと次々と医療機関を渡り歩き手術を受けていることもある．

過去に腋臭症手術を受けている場合には，手術法とその効果，臭いの再発時期などを確認する必要がある．たとえ不完全な手術法を受けた場合であっても手術直後には一時的に腋臭は消失していることが多く，その後数か月～数年で腋毛の再生とともに腋臭が再発してくるわけで，手術直後から腋臭が再発することは少ない．そのような場合には自己臭妄想の可能性が高いと思われる．

F. 家族からの指摘の有無

思春期ころに腋臭が発生した場合には，通常母

親が子供より先に腋臭に気づくので「腋を清潔にしておきなさい」,「制汗剤を塗っておきなさい」などの注意を患児にしていることが多い.両親からのこのような指摘があれば,腋臭症の可能性は高くなる.

自己臭妄想を疑った場合には家族を含め患者との話し合いをじっくり行い,治療を行う必要がないと説得するわけであるが,最終的には精神科医に協力を仰ぐこともあり皮膚科医の限界を痛感することとなる.

腋窩多汗症の診断

腋窩多汗症は思春期から始まることもあるが,多くは20歳前後から発症し,その診断は衣類にできる大きな汗ジミの状態を確認することで比較的簡単に行える.軽症例では下着・シャツなど腋窩部に密着する部分に汗ジミを生ずることが多いが,重症例では下着・シャツのみならず腋窩から滴り落ちた汗によりズボンのベルトやジャケットの腋の部分が濡れるほどである.特に精神的な緊張状態で顕著になるため,特に社会人になってからの方がより深刻な悩みとなるようである.

(稲葉義方)

文　献

1) 今門純久：アポクリン汗腺の疾患. MB Derma. **124**：45-47, 2007.

II 腋臭症・多汗症を診る

❷ 多汗症の診断

多汗症とは

　体温調節に必要な量を越えて発汗があり，日常生活や職業に障害を生じている状態を多汗症という．多汗症はエクリン汗腺の機能亢進により発汗量の多くなる状態で，中枢神経，脊髄神経，末梢神経，皮膚局所などに原因があり発症する．

　多汗症は患者にとって，周囲の人が想像する以上に大きな苦痛になっている．手掌多汗症の患者は触れるものが汗で濡れて変質しやすく，持った物が滑りやすくなり，社会生活や職業に大きな障害になる．掌蹠多汗症の患者は劣等感を感じて，精神的に悪影響を与えている場合もある．

多汗症の分類

　多汗症には全身皮膚の発汗が増加する全身性多汗症と体の一部分の発汗が増加する局所性多汗症がある．全身性多汗症，局所性多汗症のそれぞれにおいて，原因となる疾患のある続発性多汗症と原因の不明な特発性多汗症がある[1)~3)]（表II-1）．

1. 局所多汗症

　局所多汗症は手掌，足底，腋窩に好発する（図II-1）．掌蹠，腋窩以外の局所性多汗症は神経疾患が原因になっていることがある．この場合は，多汗部位が左右非対称になっていることが多い．胸腔内腫瘍による肋間神経の障害では神経支配領域に一致した局所性多汗や無汗が認められる．外傷による四肢神経損傷においても神経支配領域に一致した局所性無汗とその周囲の多汗が認められることがある[1)~3)]（表II-2）．

A. 掌蹠多汗症
1）掌蹠多汗症の臨床症状

　手掌・足底は局所性多汗症の好発部位である（図II-1）．手を握ると汗が滴り落ちるほど発汗の多い人もいる（図II-2）．手足は湿って冷たく紫色調

表II-1. 発汗の分類

発汗分類	発汗原因	発汗部位
全身性発汗		
温熱性発汗	運動，高温環境，発熱	全身
内分泌・代謝性発汗	甲状腺機能亢進など	全身
中枢神経性発汗	発汗中枢の障害	全身
特発性発汗	不明	全身
局所性発汗		
精神性発汗	精神的緊張	手掌・足蹠・腋窩
味覚性発汗	辛いものを食べた時	顔面
末梢神経刺激による発汗	外傷，腫瘍などによる末梢神経損傷	神経支配領域
代償性発汗	胸部交感神経節切除	躯幹

（嵯峨賢次：多汗症—皮膚科から．皮膚心療内科．164-168，診断と治療社，2004.）

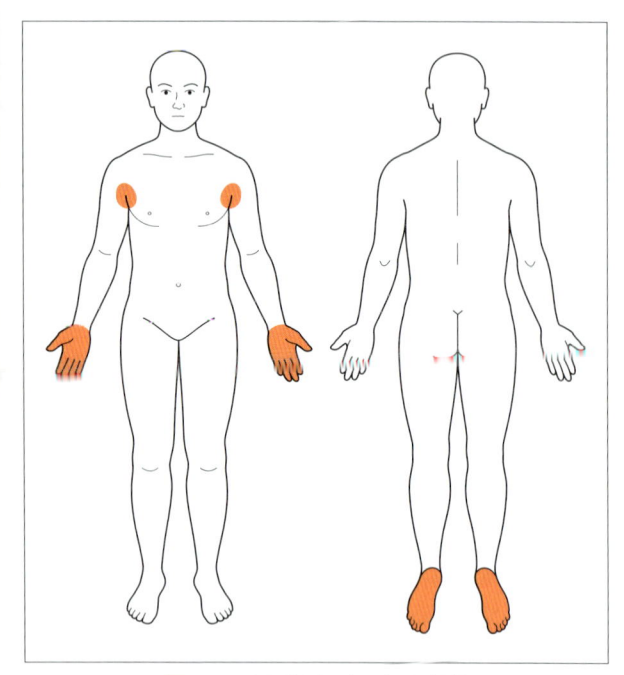

図Ⅱ-1. 局所多汗症の好発部位

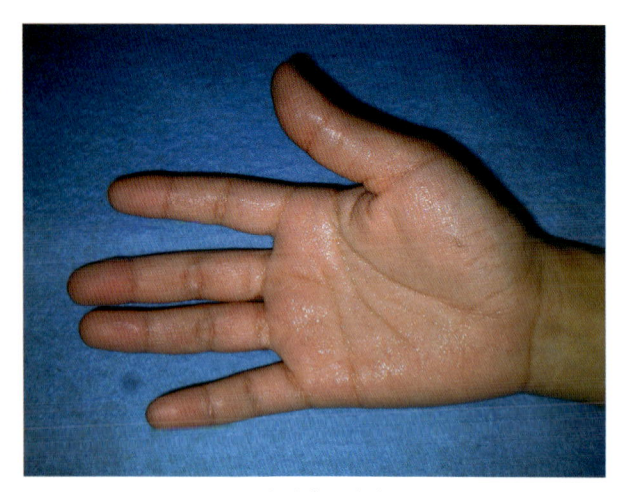

図Ⅱ-2. 掌蹠多汗症患者の手

表Ⅱ-2. 局所多汗症の原因

手掌・足底
　特発性掌蹠多汗症
　遺伝性掌蹠角化症
　凍瘡
　肢端紫藍症(acrocyanosis)
　皮膚紅痛症(erythromelalgia)
腋窩
　特発性腋窩多汗症
顔面
　味覚性発汗
　Frey症候群
胸腹部
　脊髄神経障害
　末梢神経障害
皮膚病変部
　青色ゴム乳首様母斑症候群(blue rubber-bleb nevus syndrome)
　血管芽細胞腫(中川)
　グロームス腫瘍
　エクリン血管腫性過誤腫
　POEMS症候群
　カウザルギー
　肥大性皮膚骨膜症(pachydermoperiostosis)

(嵯峨賢次:多汗をみたら.皮膚科診療プラクティス13.発疹から病気がみえる.123-126,文光堂,2002.)

表Ⅱ-3. 手足に限局した多汗症の鑑別

診断名	鑑別点	合併症
掌蹠多汗症	精神的緊張により発汗増加	足白癬,細菌感染
遺伝性掌蹠角化症	掌蹠の潮紅,角化,亀裂	肘・膝の角化
凍瘡	繰り返す寒冷曝露後に発症	紅斑,搔痒,腫脹
皮膚紅痛症	下肢に出現,潮紅・疼痛とともに発汗増加	多血症,高血圧,糖尿病

(嵯峨賢次:皮膚の機能異常―発汗異常.皮膚診断の技法―皮膚を診ると全身が見える.44-46,診断と治療社,2004.)

を帯びている．湿った手足は真菌や細菌の感染を起こしやすい．

特に基礎となる疾患のない特発性掌蹠多汗症が最も多い．特発性掌蹠多汗症は健康な青年に好発する．手掌・足底は精神性発汗の部位であり，温熱の影響は受けていない．精神的緊張により発汗は増加する．精神性発汗では大脳皮質の活動が低下する睡眠中の発汗は停止している[2)3)]．

2) 掌蹠多汗症の鑑別診断(表Ⅱ-3)

(1) 遺伝性掌蹠角化症：掌蹠の角化，亀裂，潮紅，多汗を主訴とする．肘，膝にも角化がある．

(2) 凍　瘡：繰り返す寒冷刺激により発症する．

表Ⅱ-4. 全身性多汗症の原因

内分泌疾患	循環器疾患
甲状腺機能亢進症	うっ血性心不全
先端巨大症	起立性低血圧
褐色細胞腫	悪性腫瘍
更年期障害	Hodgkin病などの悪性リンパ腫
代謝性疾患	その他の悪性腫瘍
糖尿病	膠原病
肥満症	SLEなど
インスリノーマ	神経疾患
感染症	発汗中枢の障害(脳血管障害，脳腫瘍など)
結核	自律神経障害(Parkinson病，Shy-Drager
細菌性心内膜炎	症候群など)
肝膿瘍，胆管炎	薬剤副作用
腎盂腎炎	向精神薬
敗血症	睡眠導入薬
	非ステロイド抗炎症薬
	ステロイド剤

(嵯峨賢次：多汗をみたら．皮膚科診療プラクティス13．発疹から病気がみえる．123-126，文光堂，2002．)

罹患部位は紫紅色調を呈し，皮膚は湿潤している．

(3) 皮膚紅痛症：四肢末端に疼痛を伴い紅斑性腫脹が出現する．原因不明の原発性ものと血液疾患，末梢循環障害，膠原病などに合併する続発性のものがある．

B. 腋窩多汗症

手掌・足底と同様に腋窩は精神性発汗の部位である．手掌・足底と異なり体温の影響も受けている．左右対称性に発症し，掌蹠多汗を伴っていることが多い．

C. Frey症候群(耳介側頭神経症候群)

耳下腺疾患や耳下腺手術後に発症する．耳下腺自体あるいは耳介側頭神経の傷害により発生する．傷害を受けた副交感神経が，汗腺を支配している交感神経節後線維に迷入することにより発症すると考えられている[4]．酸っぱいもの(レモンなど)を口に含むと患側の耳前部の血管が拡張して赤くなり，汗が出る．唾液を分泌させるための副交感神経刺激が迷入先の汗腺を刺激して患側頬部の皮膚に発汗が起きる．

D. 味覚性発汗

辛い食べ物を食べると顔面に発汗が出現する．左右対称性に口の周り，鼻，額に出現する．健常人に認められる生理的反応である．

E. 皮膚疾患に伴う局所多汗症

青色ゴム乳首様母斑症候群(blue rubber-bleb nevus syndrome)，血管芽細胞腫，グロームス腫瘍，POEMS症候群，カウザルギー，肥大性皮膚骨膜症(pachydermoperiostosis)などの疾患の罹患部位やその周辺に局所多汗が観察される．血流増加による皮膚温の上昇や神経軸索反射が関与していると考えられる．エクリン母斑やエクリン血管腫性過誤腫ではエクリン汗腺が増加しており，病変部皮膚の発汗も増加している．

2. 全身性多汗症(表Ⅱ-4)

A. 感染症に伴う多汗

発熱に伴って全身の発汗を認める．粟粒結核，細菌性心内膜炎，膿瘍(腹腔内，後腹膜)などで全身性多汗が認められる[3]．

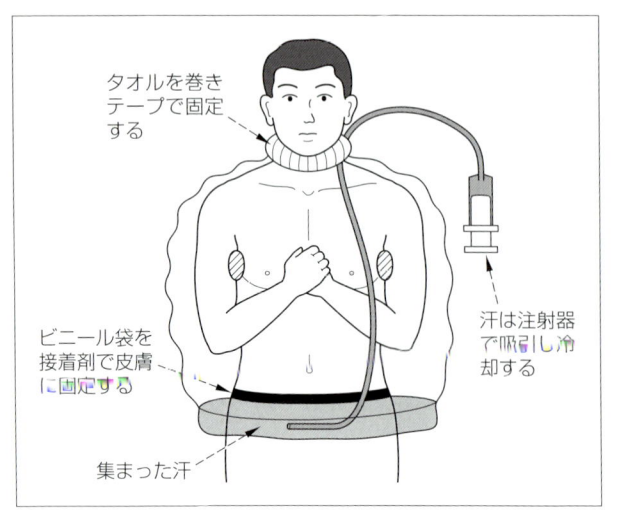

図Ⅱ-3. バッグ法による汗の採取方法
(佐藤賢三ほか：皮膚科医のための発汗および汗腺機能の検査法. 臨皮. 43：889-896, 1989.)

ぐことができる．バッグ法は大量の汗を必要とする汗の成分の研究に用いられている．

5. 内分泌検査

甲状腺ホルモン，副腎皮質ホルモン，副腎髄質ホルモン，下垂体ホルモンの分泌過剰があると多汗をきたす．

6. 神経学的検査

問診，理学所見から神経系に異常が推定される場合は神経系の検査を行う．

(嵯峨賢次)

文 献

1) Sato, K., et al.：Biology of sweat glands and their disorders. Ⅱ. Disorders of sweat gland function. J Am Acad Dermatol. **20**：713-726, 1989.
2) 嵯峨賢次：多汗症．最新皮膚科学大系第17巻付属器・口腔粘膜の疾患．玉置邦彦ほか編. 167-170, 中山書店, 2002.
3) 嵯峨賢次：多汗をみたら．皮膚科診療プラクティス13—発疹から病気がみえる—，小野友道ほか編. 123-126, 文光堂, 2002.
4) 嵯峨賢次：汗腺の機能と病態への関与．最新皮膚科学大系第19巻皮膚の発生・機能と病態．玉置邦彦ほか編. 266-271, 中山書店, 2004.
5) 佐藤賢三ほか：皮膚科医のための発汗および汗腺機能の検査法. 臨皮. **43**：889-896, 1989.
6) 佐藤賢三ほか：発汗および汗腺機能の検査法．皮膚科検査法ハンドブック．西山茂夫ほか編. 9-13, 南江堂, 1991.
7) 嵯峨賢次：皮膚の生理機能検査. MB Derma. **41**：68-73, 2000.
8) 嵯峨賢次：汗を計る．皮膚科診療プラクティス14—機器を用いたスキンクリニック．田上八朗ほか編. 163-167, 文光堂, 2002.
9) 松田聡子ほか：無汗症，乏汗症(減汗症)．最新皮膚科学大系第17巻付属器・口腔粘膜の疾患．玉置邦彦ほか編. 171-174, 中山書店, 2002.
10) 嵯峨賢次：掌蹠多汗症の治療．皮膚臨床. **37**：1151-1155, 1995.

●コラム

腋臭に関する話

　腋臭治療は，悩みの治療である．ニオイは痛くも痒くもない．本人が気にしなければ，治療対象ともならない．腋臭の治療では，ニオイが消えても悩みが解消しなければ意味がない．そこに，腋臭治療の難しさがある．ニオイがないのに悩んでいる場合は，さらに困難である．いわゆる「自己臭」である．体臭の治療では外科的手技だけでなく，心理的アプローチも必要とされる．そのような意味で，私は腋臭(体臭)治療を「心療外科」と呼んでいる．

　腋臭の治療においては，手術がいかに完全であっても患者を満足させるとは限らない．例えば，自己臭の人のアポクリン汗腺を100%摘出しても，術後に「まだ臭う，まだ咳払いをされる」などと訴えることがある．その訴えは強烈である．「長年の悩みから開放される」と期待を抱いて手術を受けたにもかかわらず「治っていない」からである．本人にとっては実際に「臭う」のであり「人のしぐさを感じる」のであるから，言葉によるどのような医学的説得も無効である．時には恨まれることもある．自己臭の患者を数人抱え込んだら，日常の診療に支障をきたすだろう．

　では，このような事態を避けるにはどうしたらよいか？

　第一に，統合失調症を鑑別診断することである．統合失調症では，手術を契機に自己臭妄想がより強くなる傾向があるので絶対的禁忌である．これから腋臭の手術を専門にしようとする若い医師は，精神医学の基礎的知識も求められるだろう．

　次に，ニオイの強度を正確に判定することである．軽度の腋臭の人が「ワキガではないか」と悩む場合，神経症的な「体臭恐怖」が多いからである．体臭恐怖の人でも，ニオイが自覚的になくなることで悩みが解消することもあるので，手術の絶対的禁忌ではないが，できれば手術以外の方法を薦めるのがよいだろう．電気凝固法やボトックス®治療，または適切なデオドラント剤の処方は，手術の補完的療法ではなく体臭恐怖の人のファーストチョイスでもある．体臭の治療では手術療法だけでなく，様々なメニューを用意してすべての患者のニーズに応える必要があるだろう．

　手術療法の限界はそれだけではない．どれだけ正確に診断し，いかに確実な手術をしても，実際には「まだ臭う」，時には「別な臭いになった」と訴える人がいる．ネット上で「術後臭」などと揶揄されているケースである．私は，体臭専門医として過去25年以上，この問題に悩んだ末に，一つの画期的な(？)方法にたどり着いた．画期的といってもたいしたことではない．両方のワキを一度に手術しないだけである．片方ずつ分けて行うのである．

まず片方のワキのみ手術をして，嗅覚的に左右を比較してもらう．自分の鼻で手術側を嗅いで「ワキガ臭がなくなった」，「自分の気にしていたニオイが消えた」と自覚でき，左右のニオイの違いを明確に判別できるなら，もう片方を手術するという手順をとる．この方法では，患者が納得のうえで手術を受けるため，自信ともなる．苦情の言いようもない．もし，両方を一度に手術してしまえば，元々どのようなニオイを気にしていたかを知る術はない．後の祭りである．しかし，片方が未治療であるならば，「まだ臭う．治っていない」と訴えたとしても，それは手術で治るアポクリン汗腺のニオイ(つまり腋臭)ではなく，手術で消せないアポクリン汗腺以外の何かのニオイ(例えばエクリン汗腺の汗臭)であり，もう片方を手術する意味がないことを説得できる．不必要な手術は避けるべきである．この方法を採用して以来(片方の腕が自由に動かせる生活面でのメリットも含め)，私のクリニックではニオイに関する術後の不満を訴える人は，ほとんどみられない．患者からも感謝される．いずれ，腋臭手術は「片方ずつ」が一般的になることだろう．

（五味常明）

文　献

1) 五味常明：デオドラント革命．232-237，ハート出版，2004．
2) 五味常明：体臭恐怖．103-105，ハート出版，2006．

● コラム

においに関するセンサ

Ⅰ. におい計測の方法

においを計測する方法として，ヒトによる官能検査と質量ガスクロマトグラフのような分析機器による方法の2種類がある．鼻の臭覚による官能検査は簡便であるものの，臭覚の疲労，感情により評価が左右される，においの表現は主観的であるなどの課題がある．ガスクロマトグラフは，におい成分を同定・定量化することによりにおいを捉えようとするが，においの構成成分数が多く同定・定量に時間がかかるなど課題がある．

Ⅱ. センサの原理と課題

汎用されているにおいセンサとしては，金属酸化物・有機半導体薄膜などが一般的で，導電率変化を数値として捉えている．市販されているにおいセンサのメーカーを表1に示した．酸化スズ系熱線型燃結半導体センサは半導体素子が，高温化で空気に接触すると素子表面に酸素が負イオンとして吸着し，これが基準状態となる．そこににおい成分が導入されると，酸素が素子表面から脱着しにおい成分と化合する酸化反応が起こる．この際，

表1.

商品名	XP-329 ⅢR	OMX-SR	E-Nose Mobile
メーカー	新コスモス電機（株）	神栄テクノロジー（株）	KALMOR
機器画像			

抱えていた負イオンを電子として素子に与えるため，素子の導電率が増加することとなり，この変化量が信号となる．においの強弱を測定することは可能であるが，におい分子構造の違いの分析はできないなどの課題がある．

Ⅲ．におい測定の実際

常盤薬品工業でも腋臭の評価に簡易測定器(カルモア社製)を用いて，デオドラント化粧品やサプリメントの評価を行ったことがある．室内で測定すると，センサが周囲のにおいに影響されるため数値が安定するまで時間がかかり連続測定が困難であった．風通しが良く，元々においの発生のない環境を選ぶなど測定環境に関する注意も必要である．

また，臨床現場でこの種の機器を用いたところ，患者の中には客観的な数値で体臭に関する自己意識が固着化され，悩みが強くなる傾向があり現在は適応を慎重に選んで使用しているとのことを五味クリニック五味常明先生に御教授頂いた．このような機器測定は客観的で信頼性は高いが，使い方を誤ると逆ににおいに関する恐怖感が強くなり，悩みを助長し治療の妨げになることがあることを知っておく必要がある．

Ⅳ．適　応

においセンサの使い方としては，腋臭は軽度で自己臭恐怖症などにおいに敏感になり過ぎている患者に対して，においは客観的に正常範囲内で異常はないことを客観的に伝えるツールとして適応があり，においに対する恐怖を取り除くことに有用であるものと考えた．

Ⅴ．今後望まれるにおいセンサ

腋臭症などを対象としたにおいセンサとしては，「安価でセルフチェックできるもの」，「周囲の環境の影響を受けにくく，連続的に測定できるもの」など今後のにおいセンサの開発を望む．

（奥村秀信）

腋臭症・多汗症
治療実践マニュアル

Ⅲ. 腋臭症・多汗症を治す

III 腋臭症・多汗症を治す

❶ 保存的治療
デオドラント機能を持つ外用剤について

はじめに

地球温暖化やヒートアイランド現象などの地球環境の悪化による環境温度の上昇だけでなく，省エネ推奨により夏場のエアコン設定温度が高くなるなど発汗頻度は上昇している．また，食生活の欧米化などによって，日本人の体臭は以前より強くなっていると言われている．

加齢によるにおいの変化に関する報告によると，男性ではペラルゴン酸($C_9H_{18}O_2$)が増加し[1]，40歳代以降の女性ではノネナール($C_9H_{16}O$)が増加する[2]など，年齢によりにおいも変化することが報告されている．このような背景には，においに敏感な国民性があり，制汗デオドラント剤市場は拡大してきている．一般に上市されている制汗デオドラント剤は，不快な体臭を防止することを目的とした皮膚外用剤であり，薬事法の分類では「腋臭防止剤」に分類され，医薬部外品として取り扱われている．剤型では，エアゾールやミストが市場の8割を占めており，シートタイプが1割，ロールオンやスティックなど，その他の剤型は1割に満たない[3]のが我が国のデオドラント剤の現状である．

本項では，においの発生，腋臭症，体臭防止，デオドラント剤の評価，今後の課題など，デオドラント剤に関連する事項をまとめて紹介する．

体臭の発生について

においの発生源としては，全身に存在し体温調節を担うエクリン汗腺と，皮脂腺の排出管に開口して存在し，腋窩・外陰部・肛門などに局在するアポクリン汗腺がある．分泌される汗の成分は両

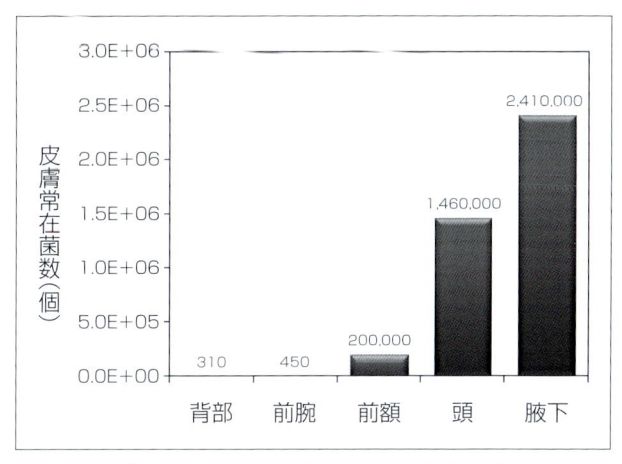

図III-1．ヒトの皮膚に付着する常在菌数

者で異なる．においの種類も異なることから，患者がどちらのにおいを気にしているかを確かめる必要がある．エクリン汗が，一般的に我々が知っている汗で，透明な液体で塩化ナトリウム・カリウム・カルシウムなどの電解質の他にアミノ酸や乳酸・アンモニアなどを含む．これに対しアポクリン汗はやや白色を帯びた白濁の液体でタンパク質・脂質・脂肪酸・コレステロール・鉄塩などを含む．いずれから出る汗も，発汗直後はほとんどにおいがない．この他にも，皮脂腺から分泌される皮脂に，皮膚上で表皮由来の表皮脂質と混ざり合い皮表脂質が形成される．これらの汗や皮表脂質・角質からのアミノ酸などの物質を皮膚常在菌が分解することで発生する．腋下は皮膚常在菌が他の部位に比べて多い[4]（図III-1）．皮膚常在菌の種類としては，ブドウ球菌（*Staphylococcus*）・球菌（*Micrococcus*）・コリネバクテリウム（*Corynebac-*

1．保存的治療：デオドラント機能を持つ外用剤について 43

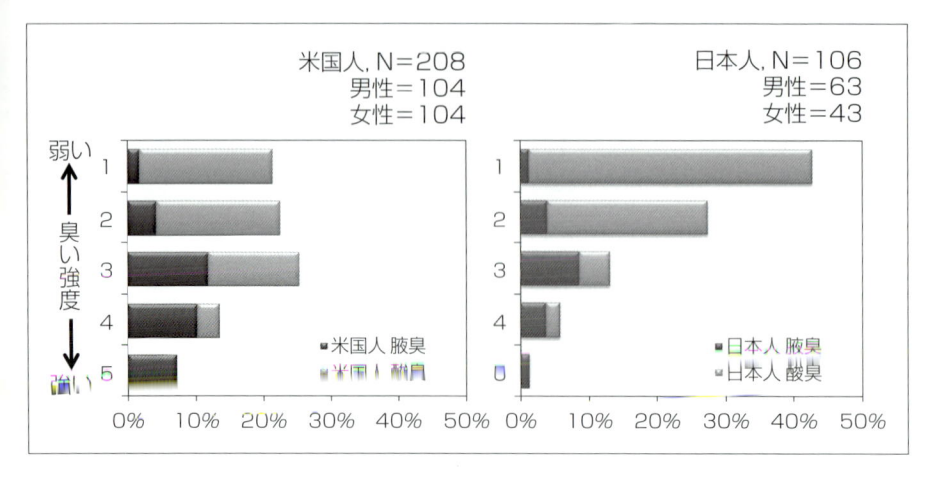

図Ⅲ-2
日本人と米国人の体臭比較
（文献7より）

terium)・プロピオンバクテリウム(*Propionibacterium*)などが存在する．この中でも腋臭と関与が知られている常在菌としては，好脂ジフテロイド(*Lypophlicdiphtheriods*；コリネバクテリウムの近種)や球菌が挙げられている[5]．腋下のにおいが他の部位に比べて強いのは，腋下に汗や皮脂が十分に供給されるだけでなく，微生物の生育に適しており皮膚常在菌の繁殖に適しているからである．エクリン汗臭症で代表的なものが足臭汗症であり，腋臭症は，アポクリン汗臭症に分類されている．においの原因は，主にアポクリン汗腺から分泌されるアポクリン汗に含まれるタンパク質や脂質などが，汗に含まれる鉄を触媒として酸化されることにより生じる酸化臭や表皮常在菌によって分解されることによって生じる分解臭がある．酸化臭にはビニルケトン類(1-octen 3 one(OEO), cis-1,5-octadien-3-one(ODO))，分解臭には低級脂肪酸(イソ吉草酸，カプロン酸，カプリル酸)のほかアミン類，揮発性ステロイド類がある．揮発性ステロイド類のうちアンドロステノンの臭気に対する感受性は女性のカが有意に高く，代表的な腋臭の臭気成分である 3-メチル-2-ヘキセン酸(3M2H)の臭気を増幅するといった知見もある[6]．

腋臭症とは

腋臭症とは腋の汗が強い刺激臭をする状態を呼ぶ．においは思春期に強くなり，加齢とともに弱くなる．アポクリン汗腺からの分泌物が皮脂と混ざり合い，表皮細菌が産生する酵素によって分解されることで，揮発性・異臭性の脂肪酸などになり，特有のにおいを生じる疾患である．欧米人と比較すると入浴習慣の違いによる影響も大きく日本人と米国人ではにおいの強さも異なるとの報告もある[7](図Ⅲ-2)．また，腋臭症者は耳垢が湿っていることが特徴であり，遺伝的に両親のどちらかは腋臭体質であることが多いことなどが知られている[8]．臨床症状は，シャワーや入浴直後は臭わないが，汗をかいて時間が経過すると刺激臭を発するようになり，腋下の汗が付着した部分は黄色くなる．

腋臭症における保存的治療とデオドラント剤の適応

軽度の腋臭症における対処法としては，制汗・静菌・除毛の3つが基本とされる[9]．腋臭症では，発汗・細菌・腋毛がにおいの原因であり，通気を良くする衣服の工夫，こまめな洗浄・清拭・腋毛の処理など基本的な行動を見直すことでも症状の改善は期待できる．このように軽症の場合は，患者の生活指導やスキンケア指導などの，保存的治療を試みる必要がある．重症度が高く保存的治療で効果が得られない場合で，精神性疾患が基盤にない場合は，患者の要望に合わせて形成外科や美容外科などでの外科的治療によりアポクリン汗

表Ⅲ-1. デオドラント剤の代表的な配合成分

防臭	制汗剤	制汗剤	アルミニウムクロロハイドレート（ACH），パラフェノールスルホン酸亜鉛，塩化アルミニウム，クエン酸コハク酸など
		水分吸収剤	タルク，酸化亜鉛，微粉シリカ，多孔性高分子など
	殺菌剤	殺菌剤	塩化ベンザルコニウム，イソプロピルフェノール，トリクロサン，銀・亜鉛・アンモニウム担持ゼオライトなど
消臭	消臭剤	物理的消臭	ゼオライト，シリカゲルなど
		化学的消臭	中和反応：酸化マグネシウム，酸化亜鉛など 化学的包接・吸着：レシノール酸亜鉛，グリシン亜鉛，シクロデキストリン誘導体，フラボノイド類など
		感覚的消臭	香料

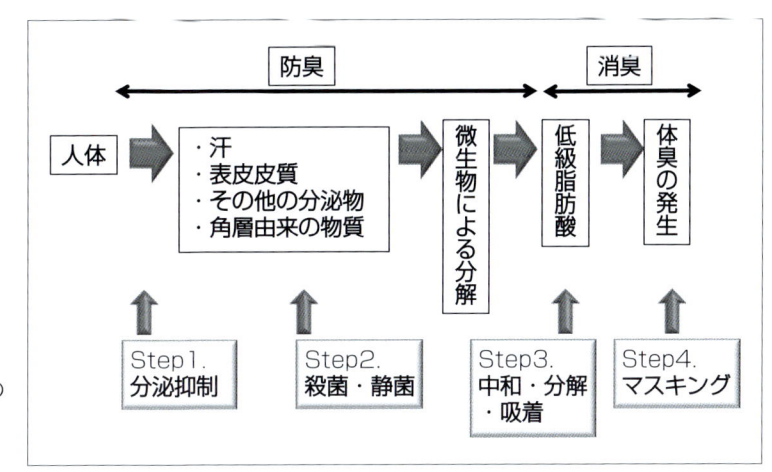

図Ⅲ-3.
体臭に対するデオドラントのアプローチ

腺・エクリン汗腺を取り除く外科的手術が必要となる．また，最近では，体臭を気にしすぎる傾向が特に若者にみられ，軽度あるいは全くないにもかかわらず深刻に悩んでいる場合も多い．腋臭症の悩みは些細なことと思われやすいが，実際には患者の悩みは想像以上に大きく，詳細な問診と確実な診断が必要であり患者に応じた治療法の選択が必要とされる．自己臭妄想症などの場合は，心療的な治療（抗不安薬：マイナートランキライザー）などと並行した保存的治療が望ましい．その際，デオドラント剤を併用することで，患部を清潔に保ち，皮膚常在菌の繁殖を抑え，においを防ぐだけでなく，患者のQOLを向上させることで治療補助の効果なども期待できる．

デオドラント剤とは

デオドラント剤には，においの機能を抑える防臭と発生したにおいに対処する消臭の2つの機能が求められる．これらを実現するため，① 制汗，② 殺菌・静菌，③ においの中和・分解・吸着，④ マスキングなどの有効成分が用いられる（表Ⅲ-1）．以下に代表的な成分を中心に有用性とメカニズムについて説明する（図Ⅲ-3）．

1. 制汗成分

制汗成分としては，アルミニウムヒドロキシクロライド，塩化アルミニウム，ミョウバン（硫酸アルミニウムカリウム）などがある．作用メカニズムとしては，金属イオンによる角質層の収斂作用の収斂説や，汗孔内で中和生成された金属の水和物ゲルがプラグ（栓）を形成する金属凝固説などが考えられている．実際には効果が得られるにはある程度の連用が必要で，汗が減少し快適になるだけでなく，微生物分解を受ける汗の量が減少し，

その結果，体臭が低減されるとされている[11]．

また，欧米では既に原発性局所多汗に関するガイドラインが作成され，重症度に応じた段階的な治療がなされてきた．ようやく日本でも，2010年日本皮膚科学会より「原発性局所多汗症診療ガイドライン」[12]が作成され，ボツリヌス毒素局所注射療法や交感神経遮断術などが安易に施行される過剰医療に伴う弊害の解消に期待が高まっている．ガイドラインでは，塩化アルミニウムの外用は第一選択として推奨されている（手掌・腋窩：推奨度B，足底：推奨度C1）．腋窩については単純塗布であるが，手掌については症状に応じて，中等症～重症例については，ODT (occlusive dressing technique) 療法を行うなど外用方法を変えるとのことである．多汗症の治療における第一選択として，塩化アルミニウムの外用剤が取り上げられている点は注目すべき点である．腋臭症についても，においの発生機序の初期に汗を抑え雑菌の繁殖を抑える必要もあることから，日常診療における保存的治療としての外用療法の役割を再認識する必要があるものと思われる．

2. 殺菌・静菌成分

殺菌成分としては，塩化ベンザルコニウム，塩化クロルヘキシジン，トリクロサン，銀などがある．トリクロサンや塩化ベンザルコニウムなどの有機系の抗菌剤は皮膚上のタンパク質により不活化されるため製剤中での効果の持続性が低いことが報告されている．この持続性を解決する抗菌剤が銀であり，銀を用いた抗菌剤の課題であった安定性がゼオライトに担持させることで，持続的な抗菌力が得られることを特徴として広く応用されている．作用メカニズムとしては，皮膚常在菌の活性を低下させる，もしくは死滅させることにより皮膚上で生じる皮脂成分の微生物分解を抑制することである[13]．

3. においの中和分解吸着

中和分解に用いられる成分としては，酸化マグネシウム(MgO)や酸化亜鉛(ZnO)などがある．作用メカニズムとしては，アルカリによる中和反応にて低級脂肪酸臭を低減することである．また，中和反応以外では，レシノール酸亜鉛やシクロデキストリン包接などによる吸着やフラボノイドなどのポリフェノール類なども利用されている．

4. 消臭（マスキング）

消臭成分としては，香料成分や抗酸化剤が挙げられる．作用機序としては，強い芳香成分でにおいを感じなくさせるマスキング消臭（α-イオノン，シトラール，酢酸ゲラニオール）や悪臭を香りの構成要素として取り込み良い香りに変える変臭法などがある．

5. 感触向上のための機能

デオドラント製品の使用に際しては，腋臭予防のみならず発汗後のべたつきの解消や心地よい冷感を求めることも多い．そのため，デオドラント製品には感触向上の機能を持たせたものも多く開発されている．感触向上成分には，汗の蒸散促進作用や皮脂吸収作用を有するタルク，二酸化ケイ素などが用いられる．また，剤型をエアゾール剤とすることで噴射剤の気化時に皮膚表面の熱を奪い，清涼感や冷感が得られ感触を向上させた製品も多い．

デオドラント剤の評価[14]

従来化粧品では，抗菌性が高いと安全性に問題があるなど製品の有効性と安全性に課題があった．そこで敏感な腋窩に長期にわたり安心して使用できる製剤として，グリセリンモノ-2-エチルヘキシルエーテル（抗菌剤）を配合した腋臭防止クリームとクロルヒドロキシアンモニウム（発汗抑制剤）を配合した制汗用パウダーを開発しデオドラント機能に関する有効性評価を行った．

1. 対象および試験方法

事前の試験説明会にて承諾の得られたボランティアで，自身の腋窩のにおいが気になり，かつ医

表Ⅲ-2.

	A 群			B 群
	group Ⅰ 片腋：無塗布 片腋：クリーム	group Ⅱ 片腋：無塗布 片腋：クリーム ＋パウダー	group Ⅲ 片腋：クリーム 片腋：クリーム ＋パウダー	両腋：クリーム ＋パウダー
	男　　　女	男　　　女	男　　　女	男　　　女
症例数	9名　　0名	9名　　0名	0名　　10名	6名　　15名
	9名	9名	10名	21名
		28名		
平均年齢	42歳	41歳	34歳	34歳
		39歳		

表Ⅲ-3. 腋臭の程度の評価基準

	判定（スコア）判定基準
腋臭の程度	高　度（4点）上腕を挙上せず，1〜2mほどで対面し，はっきりとにおいを感じる 中等度（3点）上腕を挙上せず，1〜2mほどで対面し，ややにおいを感じる 軽　度（2点）上腕を挙上し，腋窩に30cm程度まで近づくと，においを感じる 軽　微（1点）上腕を挙上し，腋窩に30cm程度まで近づくと，ややにおいを感じる な　し（0点）上腕を挙上し，においを感じない

師により腋臭症と判定された49例を対象とした．

軽度の腋臭症患者に対する日常のスキンケア剤として，グリセリンモノ-2-エチルヘキシルエーテル（抗菌剤）を配合したクリームとクロルヒドロキシアルミニウム（制汗剤）を配合したパウダー製品を開発し，腋臭および発汗の程度，腋窩の菌種・菌数を検討した．

対象者を腋窩から菌採取可能であったA群（28例）と，それ以外のB群（21例）に分けた．A群は左右の腋窩にgroupⅠ（無塗布／クリーム），groupⅡ（無塗布／クリーム＋パウダー），groupⅢ（クリーム／クリーム＋パウダー）の3パターンで塗り分けた．B群は両腋にクリーム＋パウダーを塗布した（表Ⅲ-2．クリームは朝と夜（入浴後），パウダーは朝，クリームの後に塗布することを8週間継続した．

2. 試験結果
A. 安全性

A群groupⅡおよびB群のそれぞれ1例において，腋窩に痒みが出現したため，自己判断にて中止した．症状は自然軽快した．

B. 腋臭の程度

試験開始時および終了時に表Ⅲ-3に示す基準を用いて，5段階評価した．その結果，A群のクリーム塗布側，クリーム＋パウダー塗布側およびB群において，試験前後で有意なスコアの低下が認められた（図Ⅲ-4）．

C. 発汗の程度

試験開始時および終了時に問診により，「非常に多い」（4点），「かなり多い」（3点），「多い」（2点），「やや多い」（1点），「正常」（0点）の5段階にて評価した．その結果，A群のクリーム＋パウダー塗布およびB群において，試験前後で有意なスコアの低下が認められた（図Ⅲ-5）．

D. 腋窩の菌

A群の中で，菌採取のできた無塗布側14例，クリーム塗布側12例，クリーム＋パウダー塗布側12例の腋窩について解析を行った．試験開始時に9種類の菌を確認し，無塗布側では総菌数の変化はなかったが，クリーム塗布側およびクリーム＋パウダー塗布側では有意に減少した（図Ⅲ-

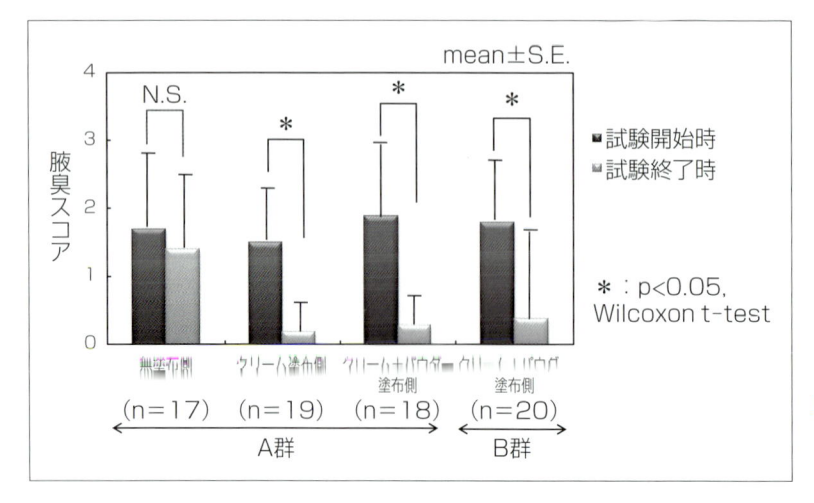

図Ⅲ-4. 腋臭のスコアの評価結果

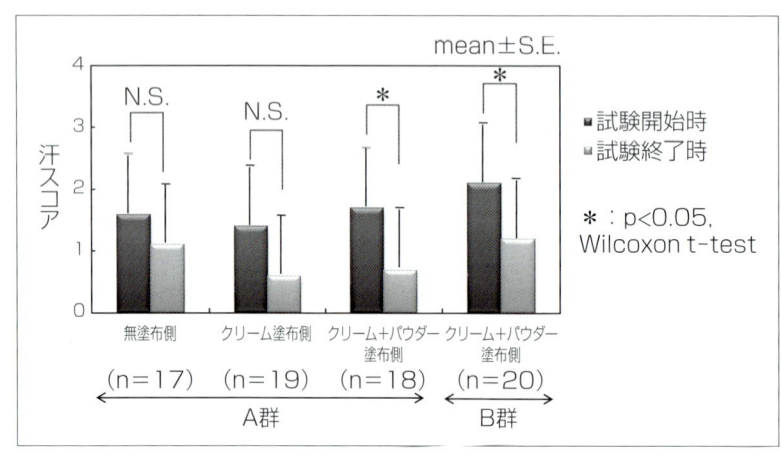

図Ⅲ-5. 汗の程度の評価結果

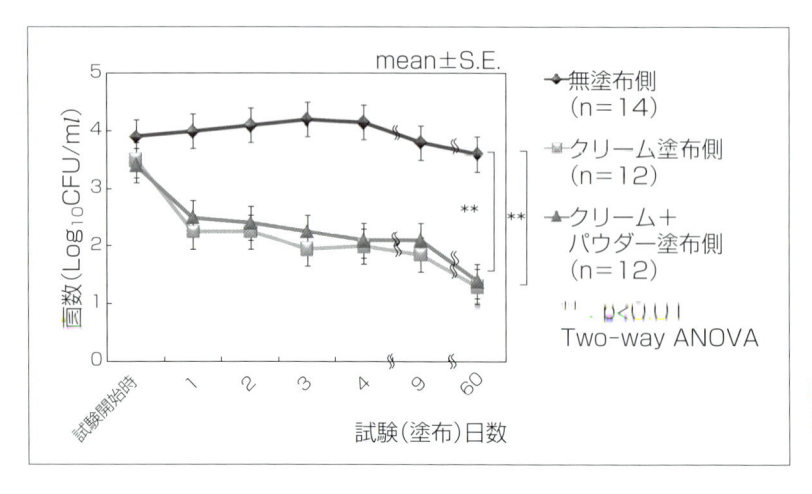

図Ⅲ-6. 腋窩の総菌数変化（A群）

6)．また，塗布終了後に何も外用せずに腋窩の総菌数について経過観察したところ，7日後には試験開始時とほぼ同数の菌数となり，腋臭の程度も同様であった．

E．腋窩用製品の臨床試験結果に関するまとめ

今回開発した製剤は，常在菌の増殖抑制効果と制汗効果が高く，敏感な腋窩に対して長期にわたり安心して外用できるスキンケア剤であることが

示唆された．このことから，本開発品は手術に及ばない軽症患者の治療や手術後の予後ケア剤として有用であるものと思われる．今後，本試験で観察された菌種も含めて腋臭との関連性が解明されれば，さらに効果的な予防が可能になると考えられる．

なお，本試験に用いた腋臭防止クリームは，既に「セルファーマ　デオドラントクリーム」として発売しており，治療補助剤として活用されている．

今後の課題

腋臭症に関しては，患者は確実性を求めるあまり安易に外科療法を求めて受診するケースが多く，我が国における腋臭症の診断や治療に関する基準はないため，腋臭症の治療法選択のガイドラインの作成が必要である．また，臨床における腋臭症の重症度の診断は，嗅覚という主観的な判断が一般的である．診断の確実性を一層高め，治療に際してのインフォームドコンセントという観点から，客観的な臭気判断を可能にするツールの開発が望まれる．

デオドラントに関する外用剤に関しては，日本皮膚科学会より「原発性局所多汗症診療ガイドライン」が作成され，塩化アルミニウム溶液が診療の第一選択となったが，院内製剤として自家調剤されているのが現状である．使い心地や安全性などが考慮され，治療に使用可能な外用薬の普及が望まれている．また，現在日本国内で販売されている制汗デオドラント剤は使用後の爽快な感触が好まれ，パウダースプレーが市場の7割を占めている．他国では，ロールオンやスティックなどの製剤が多いなどの特徴がある．しかし，一般にロールオンやパウダーなどに比べるとパウダースプレーの制汗効果は十分でなく，この理由は有効成分の付着率の向上など製剤面での課題として挙げられる．製剤の特性を生かしデオドラント機能を向上させるなどの新しい価値を提供することができれば，においに敏感な日本人に適した製剤が創出され，においに悩む方々の悩みの解消に寄与できるものとなるであろう．今回はデオドラント剤が必要とされる原因であるにおいの発生メカニズムやそれを抑えるためのアプローチ法，デオドラント剤を用いた評価結果などをまとめてみた．腋臭症の治療にあたる先生方の一助になれば幸いである．

（奥村秀信）

文　献

1) 尾本百合子ほか：日本化学会　西日本大会学会要旨集，2008．
2) Haze, S, et al.：2-Nonenal newly found in human body odor tends to increase with aging. J Invest Dermatol. **116**：520-524, 2001．
3) 富士経済：医薬部外品マーケティング要覧．186-198，2006．
4) Nakajima, et al.：人間とにおい．J Antibact Antifung Agents. **13**(8)：363, 1985．
5) Leyden, J. J.：The microbiology of the human axilla and its relationship to axillary odor. J Invest Dermatol. **77**：413, 1981．
6) 大貫　毅：最近の体臭発生機構の研究とデオドラント剤の開発．Fragrance Journal. **5**：15-23, 2006．
7) 冨士　章ほか：剤型からみた制汗・デオドラント剤の機能と有効性．Fragrance Journal. **5**：24-30, 2006．
8) 宮地良樹：スキンケア最前線．226-227，メディカルレビュー社，2008．
9) 嵯峨賢次：化粧品・外用薬研究者のための皮膚科学．文光堂，169-172，2005．
10) 西田勇一：機能性化粧品の開発Ⅲ．165-174，シーエムシー出版，2007．
11) 井上和郎：化粧品の有用性評価技術の進歩と展望．497-503，薬事日報社，2001．
12) 田中智子ほか：原発性局所多汗症診療ガイドライン．日皮会誌．**120**(8)：1607-1625, 2010．
13) 川島　眞ほか：新しい銀担持ゼオライト（SL-66）配合パウダースプレーの腋臭症に対する有効性および安全性の検討．臨床医薬．**16**(12)：1863-1880, 2000．
14) 岸岡亜紀子ほか：腋窩用スキンケア剤の使用経験．Aesthetic Dermatology. **16**：122-130, 2006．

III 腋臭症・多汗症を治す

❶ 保存的治療
塩化アルミニウム液外用，抗コリン薬内服，水道水イオントフォレーシス

多汗症の治療

多汗症は体温調節に必要な量を超えて発汗があり，患者に苦痛を与える病態である．多汗症は，周囲の人が想像する以上に患者の生活の質を損ない，苦痛を与える．また，多汗症により患者の職業選択の範囲が制限される場合もある．

多汗症の治療法には外用薬治療，内服薬治療，水道水イオントフォレーシス治療，ボツリヌス毒素皮内注射法，交感神経遮断法がある[1)2)]．それぞれの治療法には長所と短所がある．非侵襲的治療は初期治療に適している．初期治療として適応範囲の広い塩化アルミニウム液外用治療，抗コリン薬内服治療，水道水イオントフォレーシス治療について解説する．

外用治療法

1. 塩化アルミニウム

外用治療に用いられる薬剤は，10～20%塩化アルミニウム液，5%サリチル酸アルコール液，10%タンニン酸アルコール液，グルタールアルデヒド，フォルムアルデヒド，抗コリン薬などである．なかでも塩化アルミニウム水溶液あるいはアルコール溶液が局所多汗症の治療薬として長い間用いられてきた．就寝前に汗を拭ってから，多汗部位に塩化アルミニウム液を塗布し，翌朝洗い流す．毎晩外用し治療効果が得られたら外用回数を減らす[2)3)]．

塩化アルミニウム液は腋窩多汗症には高い有効性を示すが，掌蹠多汗症に対しては有効性が劣る．塩化アルミニウム液の単純塗布で治療効果が十分でない時は，密封療法を行うことにより有効性が増す．塩化アルミニウム水溶液は酸性で，皮膚刺激性がある．刺激が強い時は外用間隔をあけ，弱効果の副腎皮質ホルモン外用剤を併用する．皮膚炎やびらん・潰瘍がある皮膚には外用しない[3)]．

塩化アルミニウムの作用機序はよくわかっていない．塩化アルミニウムを外用すると汗孔や汗管が閉塞して発汗を抑制すると推測されている．一方，塩化アルミニウムは汗腺分泌部に直接作用して発汗を抑制するとする報告もある[3)]．

2. グルタールアルデヒド，フォルムアルデヒド，タンニン酸

グルタールアルデヒド，フォルムアルデヒド，タンニン酸なども多汗症の治療薬として用いられた[3)]．グルタールアルデヒドは塗布部位が褐色に着色するので手掌の治療には適していないが，足底に用いられた．通常2～10%濃度のグルタールアルデヒドが治療に用いられる．グルタールアルデヒドの濃度が高いほど有効性が増すが，着色も濃くなる．

フォルムアルデヒドは着色しないが，グルタールアルデヒドよりも治療効果が劣り，接触過敏の頻度が高い[3)]．タンニン酸はグルタールアルデヒドよりも治療効果が劣り，着色を引き起こすので利点は少ない[3)]．

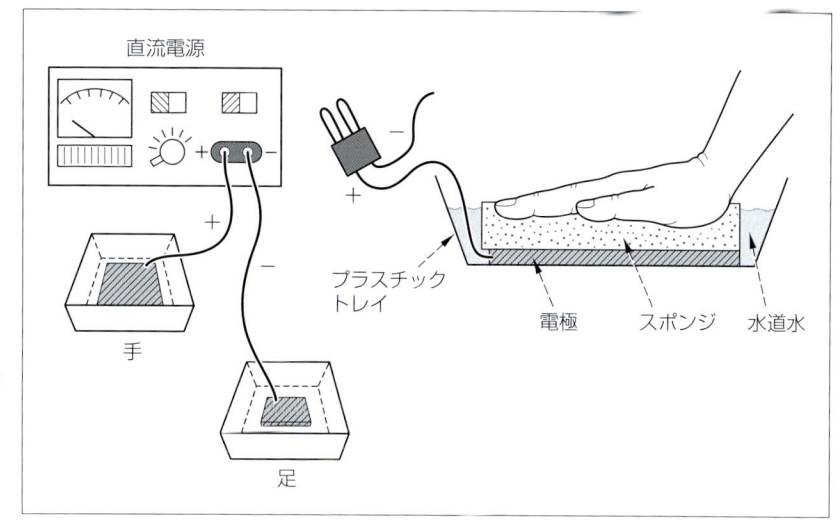

図Ⅲ-7.
水道水イオントフォレーシスの模式図
(嵯峨賢次：掌蹠多汗症の治療．皮膚臨床．37：1151-1155，1995．)

内服治療

1. 抗コリン薬

エクリン汗腺は交感神経支配を受け，神経終末から分泌される化学伝達物質はアセチルコリンである．コリン受容体拮抗薬を全身投与することにより発汗を抑制することができる．プロパンテリン臭化物が多汗症の治療に用いられる．通常，成人には1日あたり45～60 mgを分割投与する．

抗コリン薬は緑内障，前立腺肥大症，心疾患の患者には禁忌である．視覚調節障害，口渇，悪心・嘔吐，嚥下障害，頭痛・頭重感などの副作用が出現することがある．

2. 抗不安薬，自律神経調節薬

不安感や焦燥感を有している場合は，抗不安薬や自律神経調節薬が用いられる．

水道水イオントフォレーシス

1. 水道水イオントフォレーシスの適応

水道水イオントフォレーシスは治療部位を水道水に浸し，直流電流を流すことにより行う[4〜7] (図Ⅲ-7)．手足は水に浸しやすいので，水道水イオントフォレーシス治療は掌蹠多汗症の治療に適している．一方，腋窩の限局性多汗症には水道水イオントフォレーシス治療を行いにくい．

水道水イオントフォレーシスは軽症から中等症の掌蹠多汗症の治療に適している．掌蹠多汗症に対しては，まず塩化アルミニウム液の外用治療を行い，効果が不十分であれば水道水イオントフォレーシスを行う．塩化アルミニウム液外用と同時に水道水イオントフォレーシスを始めることもできる．

2. 水道水イオントフォレーシスの方法

プラスチックトレイの中の電極の上にスポンジを乗せ，手掌と足底を密着させる．手足が水に沈んでしまわない程度に，水道水を入れる．両電極間に直流電流を流す (図Ⅲ-7)．水道水イオントフォレーシスは1回30分間，毎日，十分な治療効果が得られるまで初期治療を行う．電流を強くしすぎるとピリピリとした刺激を感じる．通常1〜3週間初期治療を行うと発汗は抑制される．それ以降は初期治療と同じ方法で週1回の維持療法を行う．維持療法を行っている間は治療効果が続く．陽極側の方が陰極側より治療効果が強い．手足に多汗があり，主な治療部位が手である場合は手を陽極側に，足を陰極側に接続する (図Ⅲ-7)．陽極槽と陰極槽をつなげ，両槽にまたがるように治療部位を水道水に浸す治療装置が市販されている (図Ⅲ-8)．乾電池を電源に使用した簡便な治療装

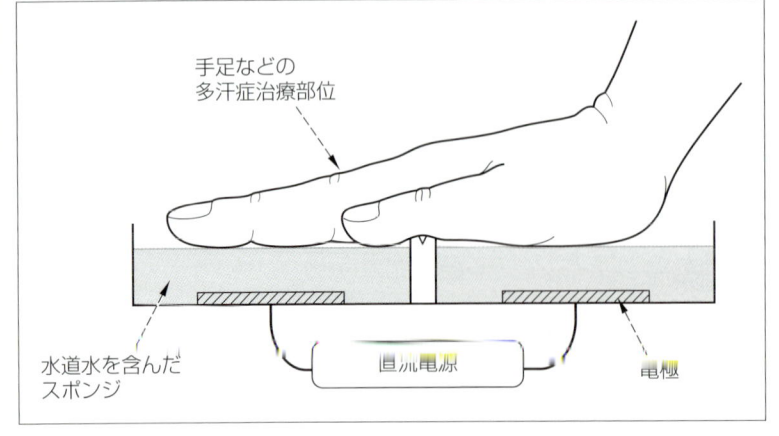

図Ⅲ-8.
陽極槽と陰極槽をつなげた水道水イオントフォレーシス装置の模式図
(嵯峨賢次：多汗症．最新皮膚科学大系第17巻付属器・口腔粘膜の疾患．玉置邦彦ほか編, 167-170, 中山書店, 2002.)

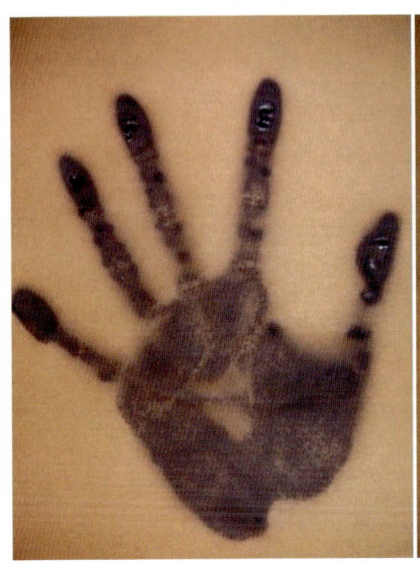

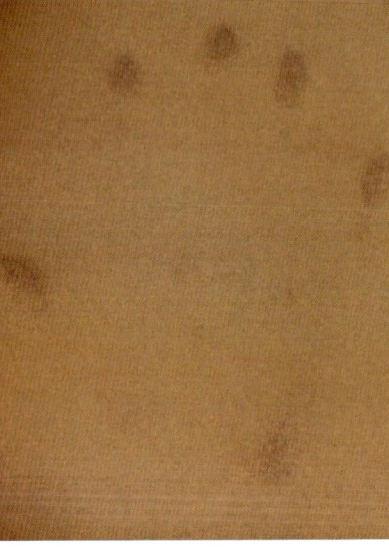

図Ⅲ-9.
水道水イオントフォレーシスの治療効果
a：治療前
b：治療後

置を購入すると，患者自身が自宅で治療を行うことができる(図Ⅲ-9)．

水道水イオントフォレーシスを行う前に皮膚表面にワセリンを塗布すると，電流が汗孔を集中的に流れるようになる．その結果，ピリピリ感や紅斑などの副作用が減り，電流量を多くすることができるので治療効果が増す．

3. 水道水イオントフォレーシスの禁忌

妊娠している女性，ペースメーカー埋め込み患者，金属を体内に埋め込んでいる患者に対しては，水道水イオントフォレーシス治療は禁忌である[8]．治療部位に切創，亀裂，皮膚潰瘍がある患者も禁忌である．治療部位に電気抵抗の低い部位があると，そこを電流が集中的に流れて，皮膚障害を引き起こすからである．治療部位の皮膚表面に創傷がなくても電流が強すぎると，紅斑や水疱が出現する．

4. 水道水イオントフォレーシス効果のメカニズム

水道水イオントフォレーシスの治療効果は電流量に依存し，治療に用いた電流量が多いほど治療効果も増す[9]．治療効果は陽極側が陰極側よりも強い．水道水イオントフォレーシスでは水道水あるいは蒸留水を使うと有効であるが，食塩水を使

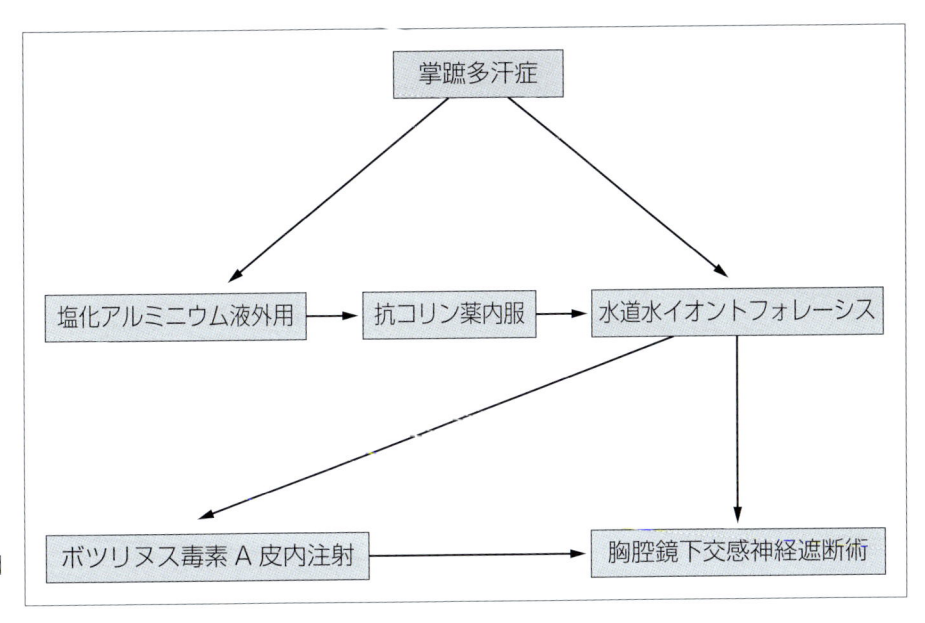

図Ⅲ-10.
掌蹠多汗症治療の流れ図

うと治療効果は低下する.

　水道水イオントフォレーシスは,エクリン汗腺分泌部に作用して汗の産生を抑制する[8].水道水イオントフォレーシス治療を行った部位の皮膚からエクリン汗腺を単離し,*in vitro*で汗分泌を誘導すると汗分泌は低下している.陽極側で電気分解により生じたH^+が,エクリン汗腺分泌部に作用して,発汗を抑制すると考えられている[8].

5.水道水イオントフォレーシスの歴史

　水道水イオントフォレーシスは,1940年代に開発されて,古くから使われている多汗症の治療法である[10].長年にわたり,多数の患者が治療を受け,本法の有効性と安全性は確立されている.

　水道水イオントフォレーシスの多汗症に対する有効性を示した論文は数多く発表されている.Stolmanは,1回あたり12〜20 mAで20分間,週に3回治療を行い,3週間の治療が終わると,18例中15例の発汗が正常になったと報告した[11].Holzle & Albertiは,12回の治療で発汗は低下し,病変部皮膚温が3.5℃上昇したと報告した.治療を中止すると数週間で治療前の多汗状態に戻ったが,週1回の維持療法を続けることにより発汗が低下した状態を続けることができた[12].横関らは,手掌多汗症の患者の片方の手に週1回の水道水イオントフォレーシス治療を行い,12週目には発汗量は1/3に減少したと報告した[13].一方,無治療部位では発汗量に変化がなかった.

治療法の選択

　治療法の選択は以下のように行うのが妥当であると筆者は考える.最初に,20%塩化アルミニウム液外用治療を行う.外用治療のみでは効果が十分でない時はプロパンテリン臭化物の内服を併用する.これらの治療が無効な時は水道水イオントフォレーシスを行う.非侵襲的治療で十分な効果が得られない時は,ボツリヌス菌毒素皮内注射,胸部交感神経遮断術などの治療を考慮する(図Ⅲ-10).

(嵯峨賢次)

文　献

1) Sato, K., et al. : Biology of sweat glands and their disorders. Ⅱ. Disorders of sweat gland function. J Am Acad Dermatol. **20** : 713-726, 1989.
2) 嵯峨賢次:多汗症.最新皮膚科学大系第17巻付

属器・口腔粘膜の疾患．玉置邦彦ほか編．167-170，中山書店，2002．
3) 嵯峨賢次：掌蹠多汗症の治療．皮膚臨床．**37**：1151-1155，1995．
4) 嵯峨賢次：塩化アルミニウムが無効のとき．てこずる外来皮膚疾患100の対処法．宮地良樹編．144-145，メディカルレビュー社，2005．
5) 嵯峨賢次：水道水イオントフォレーシスによる多汗症の治療．発汗学．**13**：45-49，2006．
6) 嵯峨賢次ほか：掌蹠多汗症．ありふれた皮膚疾患のベスト治療と私の工夫．すぐに役立つ日常皮膚診療における私の工夫．宮地良樹編．243-248，全日本病院出版会，2007．
7) 嵯峨賢次：水道水イオントフォレーシス治療．皮膚臨床．**52**：1548-1551，2010．
8) Hornberger, J., et al.：Recognition, diagnosis, and treatment of primary focal hyperhidrosis. J Am Acad Dermatol. **51**：274-286, 2004.
9) Sato, K., et al.：Generation and transit of H^+ is critical for inhibition of palmar sweating by iontophoresis in water. J Appl Physiol. **75**：2258-2264, 1993.
10) Shelley, W., et al.：Experimental miliaria in man. I. Production of sweat retention anhidrosis and vesicles by means of iontophoresis. J Invest Dermatol. **11**：275-291, 1948.
11) Stolman. L. P.：Treatment of excess sweating of the palms by iontophoresis. Arch Dermatol. **123**：893-896, 1987.
12) Holzle, E., Alberti, N.：Long-term efficacy and side effects of tap water iontophoresis of palmoplantar hyperhidrosis：the usefulness of home therapy. Dermatologica. **175**：126-135, 1987.
13) 横関博雄ほか：掌蹠局所多汗症のイオントフォレーシス療法（水道水）の治療効果の定量的評価．日皮会誌．**102**：583-586，1992．

III 腋臭症・多汗症を治す

❶ 保存的治療 脱　毛

はじめに

　美容関連業界においては，「美顔・美白」，「痩身」と並んで「ヘアー（毛髪）」が3大テーマであり，「ヘアー」の中でも「脱毛」については，今や女子中学生もワキの脱毛をすることが当たり前の世相になってきた．

　また，毛深い悩みを抱える男性も増え，濃いヒゲの，いわゆる「ひげそり負け」に毎日苦慮する男性，胸毛・臍周囲・スネ毛の剛毛に悩む男性の来院も驚くほどに増えてきている．

　今回，腋臭症・多汗症に対する脱毛での治療に関し，絶縁針を用いた電気凝固法脱毛術[1〜3]，そして，レーザー脱毛について概説する．

電気凝固法脱毛術

1. 歴　史

　1875年，Michelは睫毛内反症に対する電気分解法について報告しており，19世紀の頃より電気的脱毛術が行われていたが，その後，1984年にKligmanが「絶縁針を用いての電気凝固法による脱毛後の毛包の組織学的変化」を報告し[4]，エルマン社（米国）などが絶縁針を開発している．

　日本においては，大森，藤田らに続いて，1983年より小林が特殊絶縁針を開発し，電気凝固法による不再生脱毛術について報告している[1]．

2. 作用機序

　Kligmanは，その先端が球状になった絶縁針を用いるため，成長期にある毛乳頭の電気的破壊を目的とした．

　また，稲葉はその「皮脂腺説」の中で下部毛包のみならず中部毛包を破壊しない限り，毛の再生がみられると述べている[5]．

　小林は，皮膚面に接する部分が1mm絶縁されている絶縁針を用いることで，成長期のみならず，中間期や休止期までをも含めた毛乳頭の電気凝固破壊が可能になったとしている．絶縁針による電気凝固法脱毛術のシェーマを図III-11に示す．

3. 器　械

A. 脱毛器本体

　日本で入手できるものとしては，IME社（図III-12），エルマン社，TAGUCHI，ケイセイ医科工業などがある．これらは，いずれも交流を用いた高周波による電気凝固法といえ，対極板を置く必要がある．

B. 絶縁針

　エルマン社の絶縁針は，通常針全体が絶縁されており，術者がその都度メスにて絶縁をはがし使用する．小林式絶縁針は，針の直径，長さ，絶縁部分の長さなどの差異により，約20種類ある（図III-13）．

　その他，アメリカ，ヨーロッパなどにても，様々な絶縁針が開発されている．

4. 手　技

　今回は，腋臭症・多汗症の治療の中での「脱毛」治療であるため，「腋窩部の脱毛」を中心に説明する．

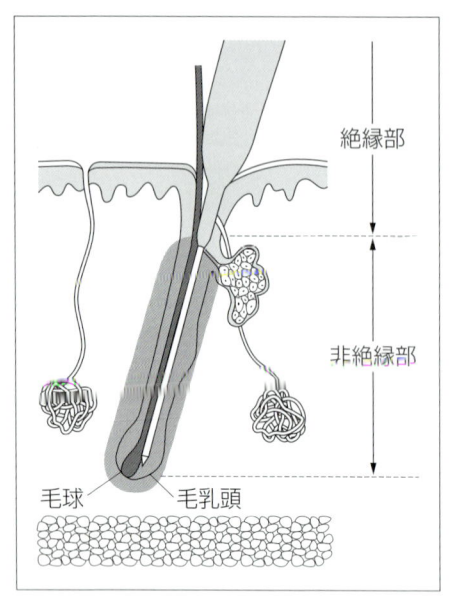

図Ⅲ-11. 絶縁針による電気凝固法脱毛術
(衣笠哲雄：脱毛術. 形成外科. 38：S15-S20, 1985. より引用)

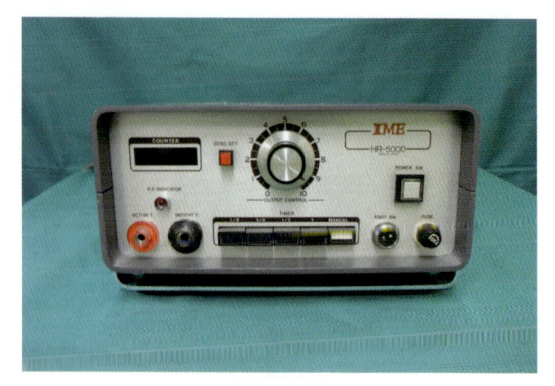

図Ⅲ-12.

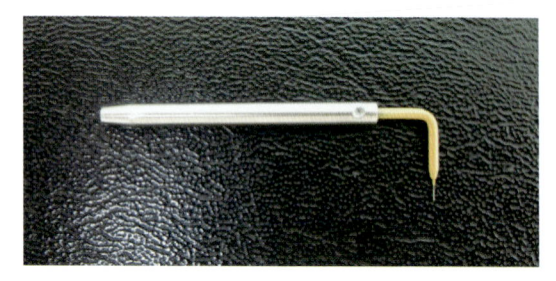

図Ⅲ-13.

A. 術前検査

術前には必ず採血を行い，B型肝炎，C型肝炎，梅毒などの感染症の有無について検査をしておくことが，医療従事者の感染予防の観点からも重要である．

B. 麻　酔

麻酔は腋臭の軽減を目的とする場合には，局所麻酔が必要である．40万倍エピネフリン添加0.25％キシロカインを片ワキあたり約10～15 ml用いる．その他，状況に応じて，リドカインクリーム，麻酔テープ（ペンレス）などを用いる場合もある．

C. 実際の手技

患者それぞれの腋毛の状態に応じた絶縁針を選択し，皮毛角（毛根傾斜）や皮膚の状況に応じて確実に毛包，毛乳頭よりやや深めに針を刺入する技術が要求される．さらに，確実に毛乳頭，皮脂腺，アポクリン汗腺を破壊する電流の強さ，電流量を通電する必要がある．

実際には，まず，患者に今までの脱毛の処理方法について十分な問診を行う．抜毛に始まり，剃毛，脱毛クリーム，ワックス脱毛，電気カミソリなど，実に様々なことがなされていることが多い．そのため，炎症後色素沈着，瘢痕形成，埋没毛などの問題を抱えている患者も多い．

手技的には非常に難しいため熟練を要し，いかに皮膚を伸展させ，針を正しく刺入するかが問題となる．麻酔は局所麻酔を用いることが多く，ごく稀ではあるが，腋窩神経叢への浸潤のため，手のしびれを訴える場合がある．

D. 術後処置

術後は氷冷を行い，ステロイド添加クリームの塗布を2～3日行うように指導し，内服用抗生剤は術後2日間投与している．

当然のことであるが，針は必ず個人ごとの脱毛針とし，他人への使用は厳禁としている．

また，使用直後には付着物を除去し，EOGやホルムアルデヒド含有殺菌剤，70％イソピルアル

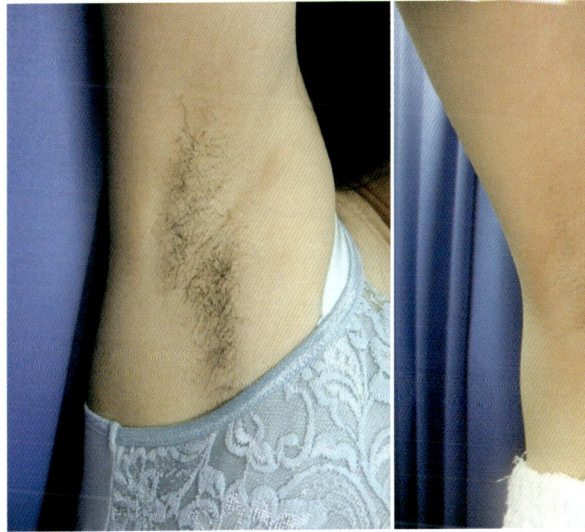

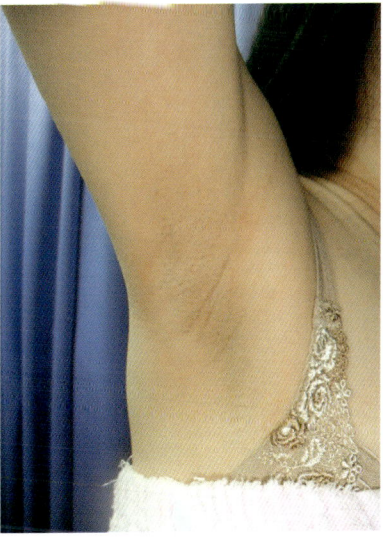

図III-14.
44歳，女性
 a．術前
 b．術後．7回脱毛後．10か月

コールなどによる消毒を行う．そして，使用前には実体顕微鏡にて絶縁部分の亀裂や剝脱がないかチェックを行う．

E. 症　例

通常，1か月おきに5〜8回程度の脱毛を行うと，完了後には4〜5割程度の腋臭の軽減が見られている．

症例を図III-14に示す．

F. 合併症

脱毛の合併症は，表III-4のごとく様々なものがあるが，通常の手術に比し，重篤なものは少ないと言える．

また，万一合併症が生じた場合には，誠意をもって事の対応にあたり，患者に十分な説明をし，理解を得たうえで，その治療に協力を得ることが必要である．

レーザー脱毛

A. 歴　史

1983年にAnderson[6]が周囲組織を傷つけずにターゲットを選択的に破壊する方法論としてSelective Photo-thermolysis（SP理論）を報告し，

表III-4．合併症

1．内出血	7．色素脱失
2．腫脹	8．毛囊炎
3．点状熱傷	9．埋没毛
4．色素沈着	10．皮脂欠乏症湿疹
（赤色〜褐色）	11．その他
5．点状瘢痕	
6．知覚異常	
（知覚鈍麻・知覚過敏）	

1996年，Grossmanら[7]が選択的レーザー脱毛の原理を報告している．

毛包周囲や毛幹にはメラニンが多く分布している．そのことを利用して，メラニンに強く吸収され，ほかの組織には吸収されない，かつ真皮深部にまで到達し得る波長のレーザーを用いることにより，脱毛が可能となる．

メラニンに選択的に吸収される波長は，およそ700〜1000 nmであり，レーザーとしてはルビーレーザー（694 nm），アレキサンドライトレーザー（755 nm），ダイオードレーザー（800 nm）などがある．

B. 作用機序—Selective Photo thermolysis（SP）理論

まず，最初にSP理論について簡単に説明する．例えば，真皮メラノサイトーシスや色素斑治療等

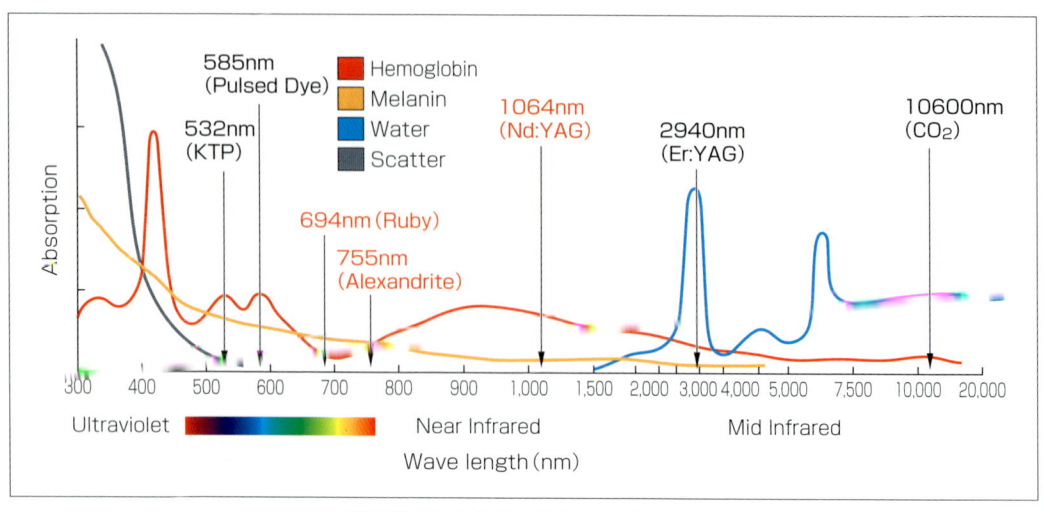

図Ⅲ-15. 主な色素の吸光スペクトラム
(Lim, H. W., Soter, N. A., et al.：Clinical Photomedicine. New York, 1993.)

に使用されているQスイッチルビーレーザーでは，20 nsecの極めて短い時間に1 cm²あたり数ジュール(J)のレーザー光を患部に照射する．

SPでは，まずメラニン，酸化ヘモグロビン，水の皮膚内の3つの主な光の吸収物質(chromophore)の吸光度特性から，標的選択性の高い波長帯(optical window)を選ぶとしている．メラニンの吸光度は短波長で吸収が大きく，長波長では吸収が下がるというように，縦軸に対数をとると長波長側に向かってほぼリニアに下降している(図Ⅲ-15)．

酸化ヘモグロビンは，可視光線領域で530と590 nm付近に吸収のピークが認められ，690 nm付近を谷に再び緩やかな上昇に転じる．水の吸光度は近赤外線領域で上昇する．ルビーレーザーの波長694 nm付近は，メラニンと酸化ヘモグロビンの吸光度の差が最大となるため，メラニン自身を標的とする色素性皮膚疾患治療の最適なoptical windowとされた．

光エネルギーはルビーレーザーの波長(694 nm)の光の吸収物質(chromophore)である患部のメラニンに吸収されて熱エネルギーに変換される．熱エネルギーはメラニンの温度を瞬時に上昇させ，内部の水分子が急速に気化する時に生じる衝撃波(acoustic shock wave)によってメラニンは粉々に破砕されるわけである(図Ⅲ-16)．

この時，熱エネルギーがメラニンの周囲組織へ本格的に伝わるタイミングよりも早く，メラニンに適正な熱エネルギーを与えて破砕してしまうことで，メラニンとメラニン含有細胞の熱損傷が起こるが，周囲組織への熱伝導が小さくなるため，周囲組織のダメージの少ない選択的な治療ができる．組織学的検討によるとメラニン周囲のマクロ的熱損傷はほとんど観察されないものの，衝撃波が周囲組織の空胞化現象を引き起こし，結局，治癒過程で照射部位が痂皮化することが知られている．

レーザーの光エネルギーを，chromophoreを含む標的組織に与えた時，初めは標的組織自身が熱エネルギーを蓄熱して温度上昇するが，次第に標的組織からの熱伝導によって周囲組織が加熱される．すなわち，レーザーエネルギーは単に標的組織を加熱し続けるだけでなく，標的への蓄熱と周囲への熱伝導の割合が経時的に変化することになるのである．

Andersonらは標的組織の中心温度がピーク時の1/2となるまでの時間を熱緩和時間(Thermal Relaxation Time)と定義し，その標的構造物の大きさで決まる熱緩和時間以内に標的組織に熱損傷

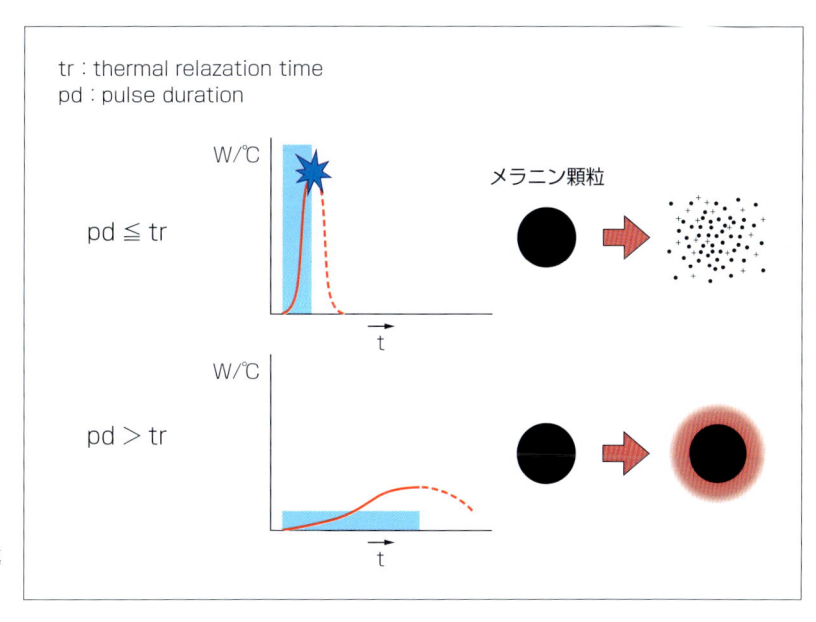

図Ⅲ-16.
メラニンの破壊と熱伝導

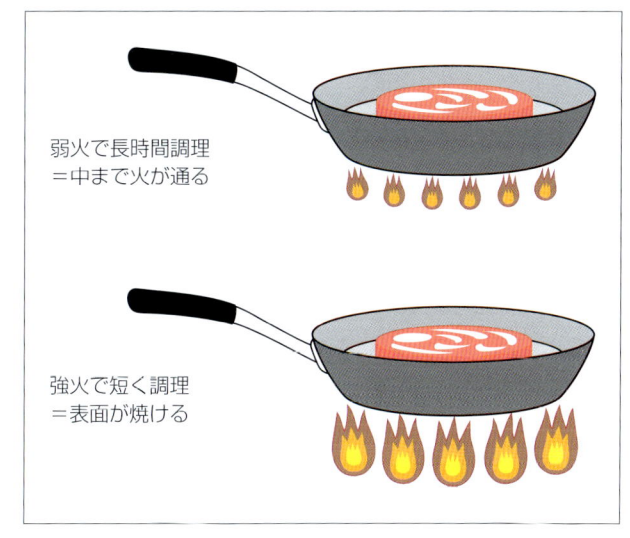

tr : thermal relazation time
pd : pulse duration

図Ⅲ-17　熱力学の直感的理解

を与えることで，周囲組織への熱拡散を最小にした選択的な治療が可能としている．これはおそらく薬剤の半減期を意識した定義で，標的組織の温度が最大温からその1/2の温度に下がるということは，標的組織が周囲組織に対して熱エネルギーを伝導させた結果である．したがって，実際には熱緩和時間を経過した時点で，少なからず周囲組織の温度は上昇していることになる．

　SP理論の選択的治療のもう一つの重要な要因は，照射エネルギー量の調節である．先のQスイッチルビーレーザー治療の例では，弱い出力で照射した場合，照射時間がメラニンの熱緩和時間以下であったとしても，メラニンの温度は破壊の閾値まで到達せず，熱せられたメラニンが冷める過程で周囲組織へ熱を拡散することになる．一方で，閾値を大きく越えるエネルギー量を使用するとメラニン破壊時の衝撃波が強く発生し，周囲組織の損傷が大きくなる．したがって，レーザー治療で選択的な治療を行うためには照射時間と照射エネルギー量をうまく組み合わせなければならない．これがSP理論の基本原理である．

　この熱力学を直感的に理解する事例として，フライパンでステーキ肉を調理する時のことを想像すると良い（図Ⅲ-17）．強火で熱したフライパンでステーキ肉を短い時間で調理すると，肉表面が焦げて熱損傷が著しいが，熱伝導が小さくなって肉の内部はレアとなる．一方，弱火で長い時間をかけて焼くと，表面の焦げは少なく，熱が伝導して内部はいわゆる火が通った状態となる．火加減と調理時間を調節することで，希望する焼き加減と熱損傷領域を実現するのはレーザー治療も同じである[8]．

1．保存的治療：脱　毛　　59

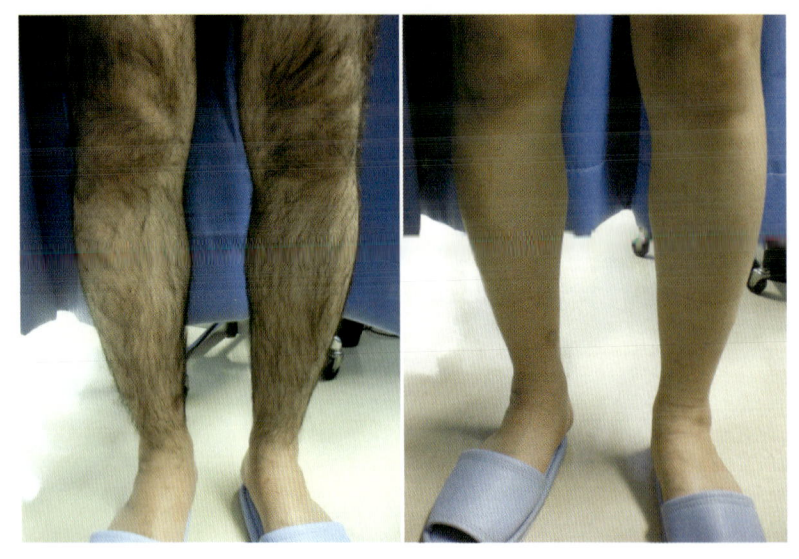

図III-18.
32歳, 男性
a. 術前
b. 術後. 6回照射後. 11か月

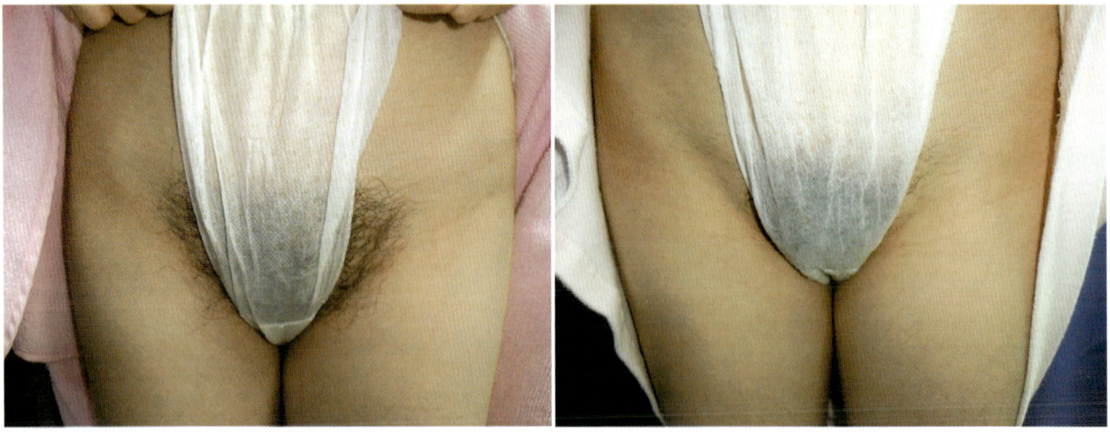

a. 術前　　　　　　　　　　　　　b. 術後. 6回照射後. 10か月
図III-19. 21歳, 女性

C. 術前準備と冷却

初診時, 照射前には必ず視診以外に色差計を用いてメラニンインデックスを計測する. 色素沈着の強い症例には, 内服, 外用, スキンケアによる漂白治療をまず行い, 色調の軽減をみてからの照射としている.

照射前には必ず剃毛を行い, 照射もれのないよう注意している. わずかばかりの照射の重なりがある方が, より有効ではないかと考えている.

ほとんど無麻酔下で行い, 冷却ゼリーを塗るか, −35℃の冷気を噴射する冷却装置(ポライア®, ジェイメック社製, 日本)を用いることにより, かなりの疼痛の軽減が図れる. また, LightSheer™には冷却チップ, GentleLASE™にはDCD(ガス冷却装置), Curia™にはペルチェ冷却がついているため, 疼痛の軽減が図れる.

D. 術後処置

照射直後には, ステロイド含有軟膏の塗布および20〜30分の氷冷を行っている. 術後に痂皮形成, 水疱形成などの問題が生じた場合には, すぐの来院を勧めているが, 問題のない限り6〜8週

表Ⅲ-5. レーザー脱毛の合併症

1. 痂皮形成
2. 水疱形成（熱傷）
3. 色素沈着
4. 色素脱失
5. 毛嚢炎
6. その他

後の検診としている．

照射の間隔については，6～8週後おきの照射としているが，毛量の減少が著しい場合，2～3か月おきの照射間隔としている．

E. 症　例

代表的な症例を図Ⅲ-18, 19 に提示する．

F. 合併症

レーザー脱毛の合併症には，様々なものがあるが(表Ⅲ-5)，通常の手術に比べ重篤なものは極めて少ないと言える．万一，合併症が生じた場合には，誠意をもって事の対応にあたり，患者に十分な説明をし，理解を得たうえで，その治療に協力を得ることが必要である．

また，レーザーの照射にあたっては，レーザー光による危険性を考慮し，防護メガネ，マスクの着用を術者，患者，コメディカルに義務づけている．さらに吸煙装置も用いている．

（衣笠哲雄）

文　献

1) 小林敏男：新しい脱毛針の開発（第1報）．日美外報．**5**：51-61, 1983.
2) 衣笠哲雄：脱毛術．形成外科．**38**：S15-S20, 1995.
3) 衣笠哲雄：各論　脱毛術一般．形成外科．**43**：S223-S230, 2000.
4) Kligman, A. M.：Histologic changes of human hair follicles after electrolysis；a comparison of two methods. Cutis. **34**：169-176, 1984.
5) 稲葉益己：多汗症・ワキガの治療　第6版．金園社，東京，1982.
6) Anderson, R. R.：Selective photothermolysis；Precise microsurgery by selective absorption of pulsed radiation. Science. **220**：524-527, 1983.
7) Grossman, M. C., Dierick, C., Farinell, W., et al.：Damage to hair follicles by normal mode ruby laser pulses. J Am Acad Dermatol. **35**：889-894, 1996.
8) 衣笠哲雄：脱毛に対するレーザー治療．スキルアップ皮膚レーザー治療．川田　暁編．112-124, 中外医学社，2011.

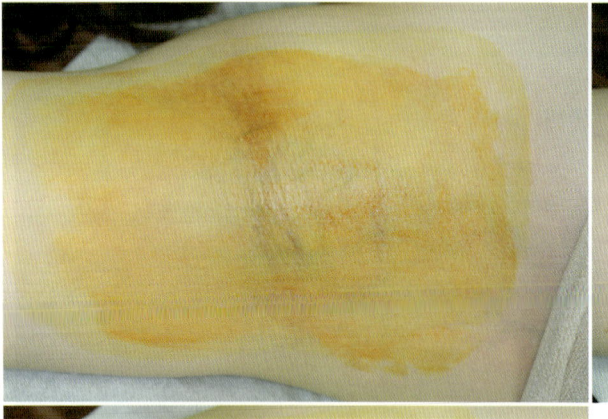

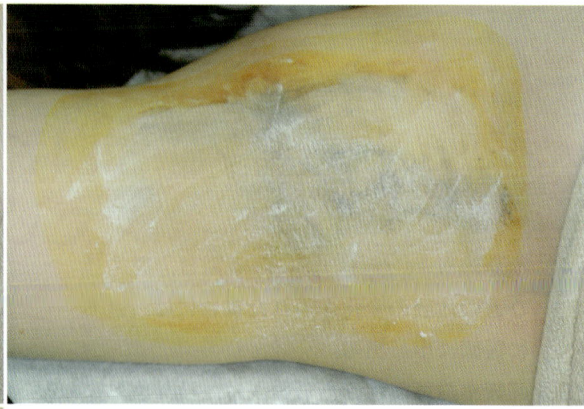

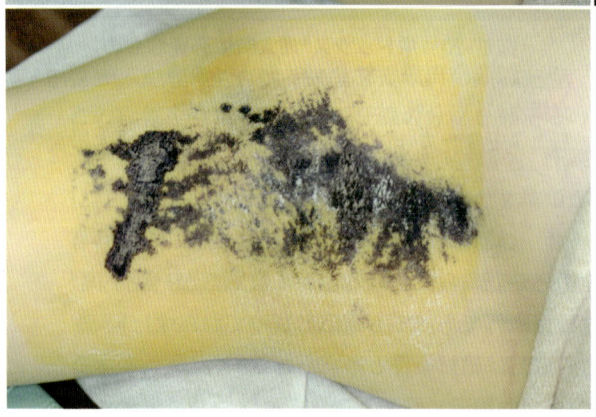

図Ⅲ-21.
ヨウ素澱粉反応による発汗範囲の確認
a：ヨウ素溶液の塗布
b：馬鈴薯澱粉の塗布
c：暗青色に変色した発汗部位

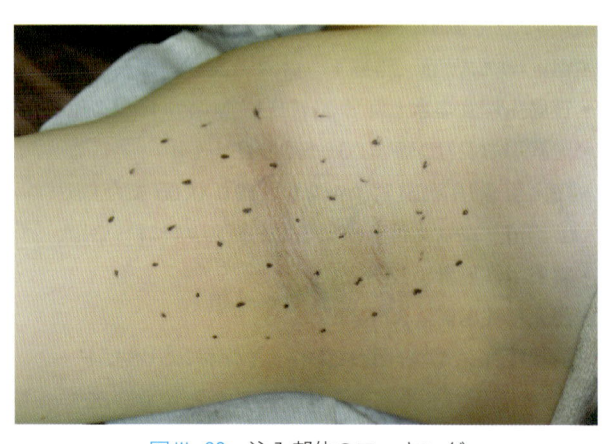

図Ⅲ-22. 注入部位のマーキング
1.5 cm 間隔でデザイン．この症例では 38 か所にマーキングしている．

皮膚炎を起こす可能性を避けるるため，当日は制汗剤などは使用させないようにする．

2）注入部位の確認

患者を仰臥位にさせて腋窩を露出させる．ヨウ素澱粉反応などで発汗範囲を確認する（図Ⅲ-21）．ついで発汗範囲に 1.5〜2.0 cm 間隔で点状にマーキングする（図Ⅲ-22）（この時，追加投与，次回の注入の参考になるため写真を撮っておくことが望ましい）．薬剤の効きを均一にするため，なるべく多くの箇所に分散して注入する方が安定した効果が得られる．

3）薬液の調製

筆者はボトックスビスタ®注用 50 単位（BO-TOX VISTA®，アラガン・ジャパン株式会社）を主に使用している．

ボトックスビスタ®注用 50 単位またはボトックス®注用 50 単位を使用する場合生理食塩水 2.5 m*l* で，ボトックス®注用 100 単位を使用する場合

注入手順

1．腋　窩

1）注入前

施術前日に腋窩部の剃毛をさせる．薬物反応，

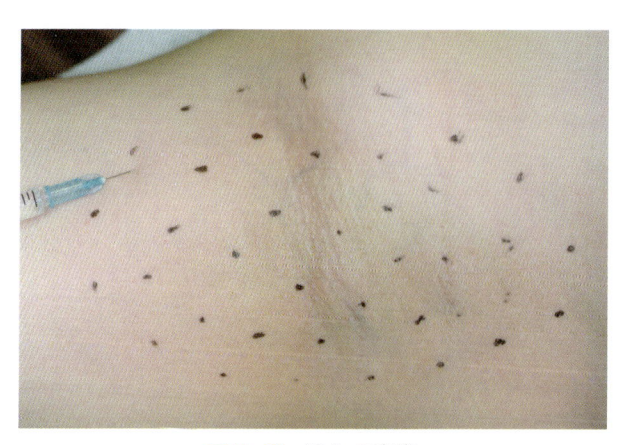

図Ⅲ-23. 注入の実際
注射針は皮膚面に対して30〜45°を保持し，ベーベルは上向きとする．1か所1単位として皮下の浅いところへ注入する．このとき皮内注入とならないように注意する．皮膚に緊張を加えると注入しやすい．

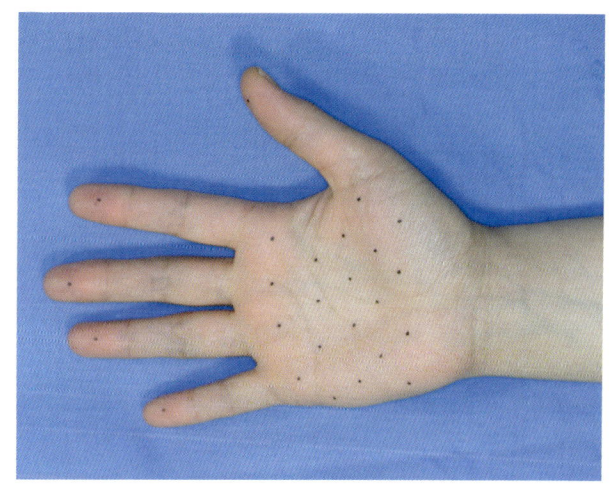

図Ⅲ-24. 注入部位のデザイン
指尖に1か所ずつ，手掌に20か所をデザイン．1か所2単位のボトックス®を注入

生理食塩水5m*l*で溶解し0.05 m*l*を1単位として使用している．ボツリヌス毒素は強く泡立てたり，激しく撹拌すると変性するため，これらの行為を避けてゆっくり溶解する．保存剤を含んでいないため，溶解後の薬液は速やかに使用する．使用する薬剤の量は体型により差はあるが，女性の場合：片ワキで40〜50単位，男性の場合：片ワキで50〜60単位を目安とする[4)〜7)]．

4）注　入

腋窩を消毒後十分に乾燥させる．先の注入部位のマーキングに際して1.5cm間隔でデザインした場合1か所0.05m*l*，1単位を注入し，2.0cm間隔とした場合0.1m*l*，2単位として注入している．注入用のシリンジは1m*l*で針は30〜33Gを使用する．細い針を使用することで，痛みや出血が軽減できるばかりでなく，少ない薬液の注入コントロールが非常にしやすくなる．筆者は針の硬さ，注入時の痛みの少なさから32Gを好んで使用している（図Ⅲ-23）．

注入時の疼痛のコントロールは，ほとんどの場合アイスパックによる冷却で可能であるが，痛みに敏感な患者にはリドカイン（キシロカイン）テープの貼付や，エムラクリームの使用で十分可能である．

2. 手　掌
1）注入前

手あれ，傷などを認めた場合，完治するまで注入は避ける．

2）注入部位の確認

患者を仰臥位にさせて手掌を露出させる．ヨウ素澱粉反応などで発汗範囲を確認する．ついで発汗範囲に1.5〜2.0cm間隔で点状にマーキングする（この時，追加投与，次回の注入の参考になるため写真を撮っておくことが望ましい）．手掌に約20か所，指尖に1か所ずつ注入する（図Ⅲ-24）．

3）薬液の調製

1か所につき2単位を注入するため，ボトックス®100単位を2.5〜5m*l*の生理食塩水で溶解し，1か所あたり0.05〜0.1m*l*の薬液を注入する．使用する薬剤の量は手の大きさにより差はあるが，片手50単位を目安とする[8)9)]．副作用を防ぐため，なるべく少ない量の生理食塩水で溶解することが望ましい．

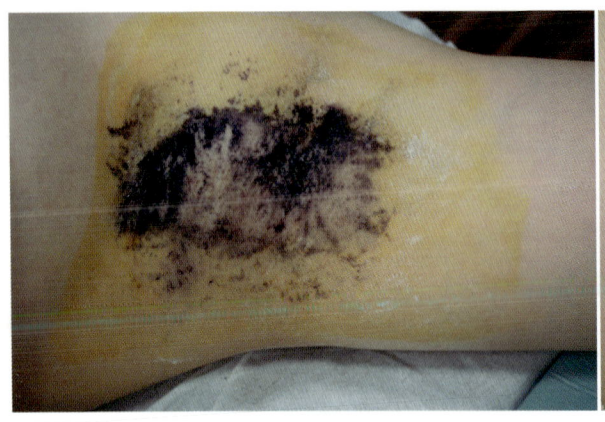

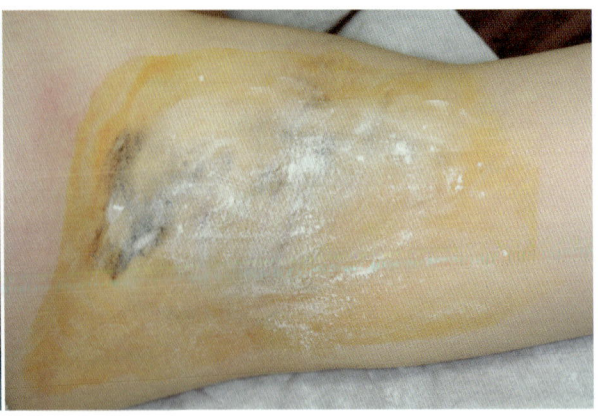

a．発汗範囲の確認　　　　　　　　　　b．ボトックス®注入2週間後．明らかな発汗低下を認める．

図Ⅲ-25．症例1：33歳，女性．腋窩多汗症

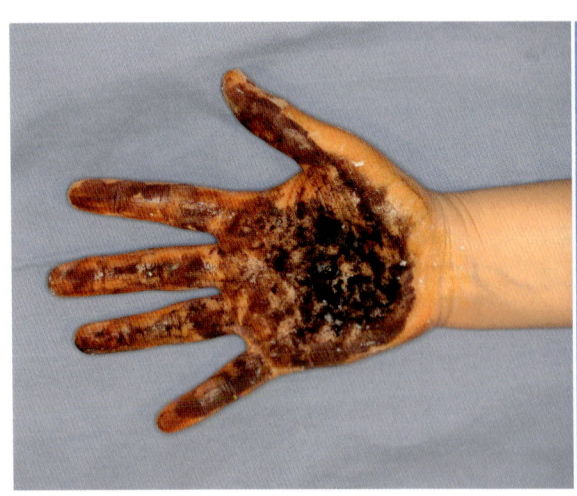

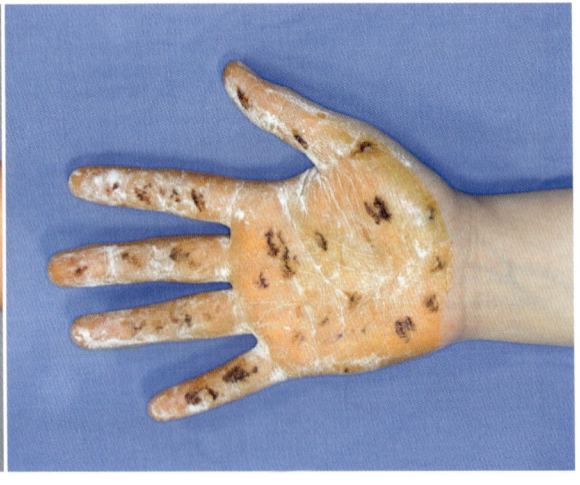

a．発汗範囲の確認　　　　　　　　　　b．ボトックス®注入2週間後．一部発汗を認めるが明らかな低下あり．手掌は筋力低下などの合併症を起こす可能性があるため，あまり深入りしない方がよい．

図Ⅲ-26．症例2：29歳，女性．手掌多汗症

4）注　入

　手掌を消毒後十分に乾燥させる．先の注入部位のマーキングに際して1か所2単位として注入する．注入用のシリンジは1 mlで針は30～33Gを使用する．注入時は非常に強い疼痛を伴うため，エムラクリームを塗布してさらにアイスパックも併用する．神経ブロック，静脈麻酔など使用している施設もあるが，簡便ではないため疼痛コントロールは今後の課題である．

　ボトックス®注入後は2～4週後に再診させて，効果の判定，副作用，合併症などがないかを確認する[10)11)]．

代表症例

症例1：33歳，女性．腋窩多汗症（図Ⅲ-25）

　医療従事者で白衣の汗じみ，発汗により仕事に専念できないとのことで来院．

　夏場は前腕まで汗がたれることもあるという．ボトックス®右36単位，左40単位を注入．2週間後のヨウ素澱粉反応にて明らかな発汗低下を認める．

症例2：29歳，女性．手掌多汗症(図Ⅲ-26)

事務職員で書類が汗で汚れる，パソコンのキーボードが壊れるなどの主訴で来院．ボトックス®右50単位，左50単位を注入．2週間後のヨウ素澱粉反応にて明らかな発汗低下を認める．この症例では注入後に筋力低下，知覚異常は認めていない．

副作用と合併症

ボトックス®はアレルギー反応を起こす可能性があるが，発疹，発赤，注入部位の腫脹などの軽微なものはごく稀にみられることはあるが，ショック，アナフィラキシー様症状は0.01%以下とされている．日常診療においてよく遭遇するものは，注入部位の痛み，皮下出血，一時的な知覚異常などである．これらは時間とともに軽快するのであまり心配することはないと思われる．

ボトックス®の注入後に注入部位の発汗は減少したが，多部位からの発汗を増加することがあるがこれは一過性である．文献的には5%ほどに認められるという[12]．腋窩多汗症では筋力低下の可能性はほとんどないが，手掌多汗症では手の筋力低下や知覚異常を認め，箸やペンが持ちにくい，ボタンが掛けづらいなどの症状を訴えることがあるがこれも一過性である．なるべく皮下の浅いところへ少ない量の薬液で注入することにより最小限に食い止めることができると考えられる．

考察

ボトックス®の注入による多汗症治療は比較的安全かつ効果的な治療である．

治療効果の発現は，注入後2～10日で認められる．腋窩多汗症の場合，片ワキ50単位で発汗量は70～80%の低下が認められ，持続期間は2～8か月である．アポクリン汗腺への作用がないため腋臭症への適応ないとされるが，腋臭に加え衣服の黄ばみが軽減される症例が多く認められる．エクリン汗腺の発汗低下により発汗量そのものが低下するため，アポクリン汗腺の分泌物の分解が軽減するためではないかと考えられる．手掌多汗症の場合，片手36～120単位と注入薬液の量の決定が難しく，持続期間も13週～12か月とかなり個人差がある[13)～15)]．腋窩に比べ，手掌の報告例が少ないのも要因であろう．今後のデータの集積により安定した治療が行えることを期待する．

結語

ボトックス®による多汗症の治療は，副作用も少なく簡便で有効な治療である．腋臭症においても軽度であれば効果は期待できると考えられる．

腋窩多汗症の治療は，疼痛コントロールも容易で安定した結果が出せるが，手掌，足底の多汗症は，疼痛コントロールが難しく薬液量の選定も一定の見解を得ていないため今後の課題が残る．

〈高見　薫〉

文献

1) Kreyden, O. P., et al.：Anatomy of the sweat glands, pharmacology of botulinum toxin, and distinctive syndromes associated with hyperhidorosis. Clin Dermatol. **22**(1)：40-44, 2004.
2) Manusov, E. G., et al.：Hyperhidrosis：a management dilemma. J Fam Pract. **28**：412-415, 1989.
3) Greenhalgh, R., et al.：Role of sympathctomy for hyperhidrosis. Br Med J. **1**(744)：332-334, 1971.
4) Naumann, M., et. al.：Botulinum toxin type A in treatment of bilateral primary axillary hyperhidrosia：randomised, parallel group, double blind, placebo controlled trial. Br Med J. **323**(7313)：596-599, 2001.
5) Lowe, N. J., et al.：Botulinum toxin type A in the treatment of primary axillary hyperhidrosis：A 52-week multicenter double blind, randomized, placebo-controlled study of efficacy and safety. J Am Acad Dermatol. **56**(4)：604-611, 2007.
6) Solish, N., et al.：A comprehensive approach to the recognition, diagnosis, and severity-based treatment of focal hyperhidrosis—Recommendations of the canadian hyperhidrosis addvisory committee—. Dermatol Surg. **33**(8)：908-923, 2007.
7) Heckmann, M., et al.：Botulinum toxin a for axillary hyperhidrosis—Excessive sweating—. N

Engl J Med. **344**：488-493, 2001.
8) Saadia, D., et al.：Botulinum toxin type A in primary palmar hyperhidrosis—Randomized, single-blind, two-dose study—. Neurology. **57**（11）：2095-2099, 2001.
9) Odderson, I. R., et al.：Hyperhidrosis treated by botulinum A exotoxin. Dermatol Surg. **24**：1237-1241, 1998.
10) Naumann, M., et al.：Focal hyperhidrosis—Effective treatment with intracutaneous botulinum toxin—. Arch Dermatol. **134**(3)：301-304, 1998.
11) Absar, M. S., et al.：Efficacy of botulinum toxin type A in the treatment of focal axillary hyperhidrosis. Dermatol Surg. **34**：751-755, 2008.
12) Grunfeld, A., et al.：Botulinum toxin for hyperhidrosis. Am J Clin Dermatol. **10**（2）：87-102, 2009.
13) Shelley, W., et al.：Botulinum toxin therapy for palmar hyperhidrosis. J Am Acad Dermatol. **38**：227-229, 1998.
14) Schnider, P., et al.：Double-blind trial of botulinum A toxin for the treatment of focal hyperhidrosis of the palms. Br J Dermatol. **136**：548-552, 1997.
15) Schnider, P., et al.：Uses of botulinum toxin. Lancet. **349**：953, 1997.

III 腋臭症・多汗症を治す

❶ 保存的治療
精神安定剤（臭い恐怖症など）

はじめに

　腋臭症や多汗症などは皮膚疾患の中でも精神的な側面と密接に関係した疾患である．ここではこれらの疾患とその精神的な側面について述べ，精神的な面の治療も紹介する．また，臭いに敏感になって臭い恐怖症などで来院することもあるので，そちらについても述べることにする．

腋臭症と精神的側面

　腋臭症は臭いを発する疾患であるため，患者は周りに臭いがしているのではないかと常に気になっていることが多い．特に夏は発汗量が増えるため，腋臭も強くなりがちである．さらに夏は袖の短い服装をすることが多いのでより臭いが発散しているのではないかと敏感になる．このようなことが悩みとなると，精神的には不安や抑うつ状態になることもある．周りの人が自分のことを不快に思っていないか不安になり，それが持続すると気分の落ち込みも生じてくることがある．
　精神的なストレスによって腋臭症が悪化するかという点については，一般的には認められていない．しかし，精神性的なストレスにより腋窩のエクリン汗腺の発汗が過多になり，その結果アポクリン汗腺から出た汗が拡散されやすくなることは可能性として否定できない．また，アポクリン汗腺は交感神経のアドレナリン作働性神経により分泌を刺激されるので[1]，ストレスによるアポクリン汗腺の分泌過多の可能性もあり得る．

多汗症と精神的側面

　多汗症はエクリン汗腺による発汗であり，特に手掌や足底などでは交感神経のコリン作働性神経の刺激を受けやすいため，精神性発汗とも言われる．緊張したり不安になったりすると自律神経の交感神経が過緊張になり，発汗を刺激する．手掌がいつも汗で濡れた状態になることも珍しくはなく，重度の場合は手掌から汗がしたたり落ちる状態になる．このような状態になると，他人とのコミュニケーションにも影響が出てくる．握手ができなくなったり，物を手渡すことができなくなったりする．特に紙類などは濡れると変化するため，紙が汚れたりしわになったりすることもある．受け取った人がそれを見て嫌な気分にならないかが気になる．このような状態が続くと，人とのコミュニケーションがかなり制限されるようになり，人と話をするだけでも緊張するようになることがある．いわゆる対人恐怖症の状態になることも少なくない．また気分も落ち込んでくることがあり，ますます人とのかかわりを避けるようになり，社会不安障害を呈することがある[2]．

心身症と適応障害

　ここで述べた精神的側面のうち，ストレスによって多汗症を生じる場合を「（狭義の）心身症」と言い，多汗症があるために対人関係を避けるようになったり，様々な精神症状を生じたりすることを「（多汗症による）適応障害」と言う．
　心身症とは，日本心身医学会の定義（1991年）によると「身体疾患の中で，その発症や経過に心理

1．保存的治療：精神安定剤（臭い恐怖症など）　69

社会的因子が密接に関与し，器質的ないし機能的障害の認められる病態を言う．ただし，神経症やうつ病などの他の精神障害に伴う身体症状は除外する」とされている．心身症は病態を表す言葉であり，これ単独では病名にはならない．多汗症（心身症）などと表記する．心身症の病態はいまだはっきりとはしていないが，自律神経機能異常や免疫機能異常，内分泌機能異常が精神的ストレスによって起こると考えられている．

適応障害とは，ストレスとなる状況や要因などによって感情や行動面に障害が生じて社会生活が正常にできなくなる状態を言い，こちらは病態ではなく精神疾患名となっている．感情に障害が出てくる場合は，抑うつ状態や不安を呈し，行動の障害が出る場合はアルコール依存や買い物癖などがみられる．

日本心身医学会による心身症の定義を狭義の心身症として，身体疾患による適応障害も含めたストレスと関連した身体疾患の状態を広義の心身症とすることがある．

心身症や適応障害ではストレスの原因は身体疾患によるものであっても，不安や抑うつ状態の改善，あるいは心身症の病態の改善のために精神科的な薬物療法が用いられることが多い．

精神科的薬物療法

1. 腋臭症

腋臭症は前述のように，ストレスによって腋臭が強くなる心身症の病態はあまり一般的には認められていないので，心身症の病態の治療はほとんど行われていない．むしろ腋臭症による適応障害の治療が必要になってくる．腋臭症による不安に対しては抗不安薬を用い，落ち込み気分がある場合は抗うつ薬を用いる．

2. 多汗症

多汗症は心身症の病態がよくみられるので，その病態改善の目的で抗不安薬を用いることが多い．抗不安薬は自律神経の緊張を和らげるために精神性の発汗を抑えることができると考えられる．また，抗不安薬には抗コリン作用もあるために一般的な発汗を軽減することも考えられる．臨床的には抗不安薬は多汗症に有用であるという経験が数多くあるが，残念なことにこういった分野の研究報告はほとんどなされていない．欧米では抗不安薬の依存性・習慣性が問題となることがあるため，どちらかというと不安に対しても抗うつ薬を用いる傾向にある．海外では多汗症に対する抗うつ薬に関しては少ないながらも報告されている[3]．

また，多汗症による対人恐怖や社会不安障害，抑うつ状態などは抗うつ薬や抗不安薬を用いて治療を行う．そのほかに心理療法として認知行動療法なども併用されることがある．

3. 精神科的薬物療法の利点と欠点

多汗症における精神科的薬物療法は，他の多汗症の治療に比較していくつかの利点がある．内服であるために痛みなどの侵襲を伴わない．薬剤を変更したり量を加減したりすることにより薬の強さを調節することが可能である．外科的手術でみられるような代償性発汗がない．むしろ外科的手術による代償性発汗に対しても利用することができる．内服を中止したければ中止することもできる．ただし中止には少し時間をかける必要があることと，中止すると症状はもとに戻ることが多い．その他に費用が比較的安いなどである．

不利な点もいくつかはある．抗不安薬は，ある程度依存性・習慣性があることである．しかし，用法をきっちりと守ればさほど問題になることはない．抗不安薬や抗うつ薬は副作用として眠気があることが多い．眠気をきたすと車の運転などはできなくなる．内服を中止すると元に戻るので長期間の内服になることが多い．妊娠中や授乳中の場合は原則として使えない．狭隅角緑内障や前立腺肥大症，重症筋無力症などの場合も使うことができない．

表III-6. 抗不安薬

<ベンゾジアゼピン系>

強さ	薬物名	製品名	1日用量	作用時間
弱	トフィソパム	グランダキシン	50〜150 mg	中時間
	クロチアゼパム	リーゼ	5〜30 mg	短時間
	メダゼパム	レスミット	10〜30 mg	長時間
中等度	アルプラゾラム	コンスタン ソラナックス	0.4〜2.4 mg	中時間
	フルジアゼパム	エリスパン	0.25〜0.75 mg	長時間
	ロフラゼプ酸エチル	メイラックス	1〜2 mg	超長時間
	エチゾラム	デパス	0.5〜3 mg	短時間
強	ロラゼパム	ワイパックス	0.5〜3 mg	中時間
	ブロマゼパム	レキソタン セニラン	2〜15 mg	中時間
	フルトプラゼパム	レスタス	2〜4 mg	超長時間
	クロキサゾラム	セパゾン	1〜12 mg	長時間

<非ベンゾジアゼピン系>

強さ	薬物名	製品名	1日用量	作用時間
弱	タンドスピロンクエン酸塩	セディール	10〜60 mg	短時間

4. 抗不安薬

抗不安薬は心身症としての多汗症に使う他，腋臭症や多汗症における適応障害としての不安や対人恐怖などにも使うことができる．抗不安薬にはベンゾジアゼピン系と非ベンゾジアゼピン系とがある（表III-6）．

A. ベンゾジアゼピン系

現在ある抗不安薬の大部分はベンゾジアゼピン系である．チエノジアゼピン系というものがあるが，これも広い意味でベンゾジアゼピン系に入る．睡眠薬と同系統であるため，睡眠薬を使い慣れている医師であれば使用はさして難しくない．ベンゾジアゼピン系の薬剤は依存性・習慣性があるため，用量の増量や減量，休止は慎重に行う．増量は比較的容易であるが，その後の減量が難しくなるので安易には行わない方が良い．減量はステロイドのように2週間以上かけて半減するような方法が良い．副作用はほとんどが眠気や口渇である．ベンゾジアゼピン系は即効性がある．欧米では依存性・習慣性の問題から常用は極力避けて屯用のみにする傾向がある．急性狭隅角緑内障，重症筋無力症には禁忌である．過量服薬をすると意識レベルの低下，呼吸抑制などをきたすことがあるので，注意が必要である．なお，ベンゾジアゼピン系には投与日数に制限があり，30〜90日の範囲で薬剤ごとに決まっている．ただし，トフィソパムとエチゾラムは投与制限がない．

以下に多汗症で用いる代表的な抗不安薬について解説する．

① **トフィソパム**：ベンゾジアゼピン系の抗不安薬であるがかなり作用は弱く，発汗などの自律神経症状に保険適応がある．本剤はベンゾジアゼピン系のなかでも投与日数制限がない．眠気はほとんどなく，症状の軽い多汗症に使ってみるのが良い．

② **クロチアゼパム**：トフィソパムよりは強いが相対的には弱めのベンゾジアゼピン系である．眠気も比較的少ない．

③ **アルプラゾラム**：中等度の強さの抗不安薬である．抗うつ作用も持つと言われる．自律神経系の症状に特に有用である．眠気が多少みられる．

④ **エチゾラム**：中等度からやや強めの抗不安薬

表III-7. 抗うつ薬

	薬物名	製品名	1日用量	特徴
四環系	マプロチリン塩酸塩	ルジオミール	10〜25 mg	比較的マイルド 眠気あり
	ミアンセリン塩酸塩	テトラミド	10〜25 mg	眠気が強い
SSRI	塩酸セルトラリン	ジェイゾロフト	25〜100 mg	マイルド
	フルボキサミンマレイン酸塩	デプロメール ルボックス	25〜150 mg	中等度の強さ
	パロキセチン塩酸塩水和物	パキシル	10〜40 mg	作用が強い
SNRI	ミルナシプラン塩酸塩	トレドミン	25〜100 mg	作用が弱い 初心者向け
	デュロキセチン塩酸塩	サインバルタ	20〜60 mg	ミルナシプランより強い
NaSSA	ミルタザピン	レメロン リフレックス	15〜30 mg	眠気が強い 痒みにも期待
その他	トラゾドン塩酸塩	レスリン デジレル	75〜200 mg	比較的マイルド 眠気あり
	スルピリド	ドグマチール	150〜300 mg	食欲が出る

SSRI : Selective Serotonin Reuptake Inhibitors
SNRI : Serotonin & Noradrenarine Reuptake Inhibitors
NaSSA : Noradrenergic and Specific Serotonergic Antidepressant（ノルアドレナリン作動性・特異的セロトニン作動性・抗うつ薬）

である．抗うつ効果も若干持つと言われる．頚椎症にも保険適応があるため，投与日数制限がない．眠気はやや強めである．

⑤ **ブロマゼパム**：強めの抗不安薬である．眠気もやや強い．しかし，多汗症の例ではこの程度の強さの抗不安薬を必要とすることも少なくない．

B. 非ベンゾジアゼピン系

現在，日本ではタンドスピロンクエン酸塩のみである．セロトニン1A受容体のアゴニストである．作用はベンゾジアゼピン系に比べて弱く，効果発現に2週間以上かかる．しかし，依存性・習慣性は全くないという利点があり，副作用もほとんどない．投与日数制限もない．

5. 抗うつ薬

抗うつ薬は腋臭症や多汗症による苦痛から生じる抑うつ状態に用いる．また対人恐怖や社会不安障害にも用いることができる．前述のように心身症の多汗症にも有用であるという報告もある．抗うつ薬にはいくつかの系統があるが，ここで主に使えるのは選択的セロトニン再取り込み阻害薬(SSRI)やセロトニン・ノルアドレナリン再取り込み阻害薬(SNRI)である（表III-7）．

A. 選択的セロトニン再取り込み阻害薬(SSRI)

従来の抗うつ薬よりも安全性が高いため，現在最も広く使われている抗うつ薬である．抗うつ作用のほかに，強迫症状，衝動行為，パニック障害，不安障害などにも有用である．主な副作用は嘔気，胃もたれなどである．これらは使用を継続するうちに慣れることもある．現在は4種類が発売されている．SSRIは眠気が比較的少ないが，パロキセチン塩酸塩水和物はやや眠気がみられる．

B. セロトニン・ノルアドレナリン再取り込み阻害薬(SNRI)

この系統は特に落ち込み気分を上昇させるのに有用である．先に発売されていたミルナシプラン塩酸塩は作用が弱く，相互作用も少なく，眠気も

少ない．

自己臭恐怖症，自己臭妄想

自分の体から臭いがしているのではないかと思うという症例がある．腋臭がすると訴えて皮膚科や形成外科を訪れることも珍しくはない．しかし，診察をしても腋臭やその他の体臭はしない場合は自己臭恐怖症や自己臭妄想を考える必要がある．

1．自己臭恐怖症

自分の体から体臭が出ているのではないかと思い，それで周りの人が不快に思っているのではないかと感じ，他人と接するのが怖くなる状態に陥る．ひどくなると外出などができなくなり社会生活が正常に送れなくなる．何度確認しても臭いがしないのは理解できるのであるが，他人が臭わないという確信が持てないのである．周りの人に臭いがしていないか何度も確認を求めることがある．しかし，臭いがしていると決して確信しているわけではない．あくまでも臭いがしているのではないかと気になる程度である．

治療は抗不安薬を内服するとともに，行動パターンの修正をするため認知行動療法を用いる．

2．自己臭妄想

自分の体から臭いが出ていると確信をしている状態である．周りの人が臭いと言ったとか，自分が座ると周りの人が席を立つとかいうような周囲の人の行動から自分の臭いを確信してしまう状態である．実際に本人が臭いを感じると訴える場合もある．しかし，第3者は誰も臭いを感じることはない．これは臭いに関する妄想であり，先の自己臭恐怖症とは異なる．臭いがするからといって社会生活を回避していることは少なく，他人から臭いがすると言われると言いながらも何とか生活をしていることが多い．この患者が医療機関を訪れる時は，臭いを消してほしいと訴える．しかし，臭いがしないので消すこともできずに対応に困ることが多い．

表III-8．抗精神病薬

分類	薬物名	製品名	1日用量
SDA	リスペリドン	リスパダール	1～2 mg
MARTA	クエチアピンフマル酸塩	セロクエル	25 mg
DSS	アリピプラゾール	エビリファイ	3 mg

SDA：Serotonin-Dopamine Antagonist
MARTA：Multi-Acting Receptor Targeted Antipsychotics
DSS：Dopamine System Stabilizer

治療は抗精神病薬の内服を必要とする（表III-8）．妄想を消すためには内服しないと治まらない．心理療法は一般的に無効である．抗精神病薬の投与量は統合失調症の時よりは低用量で効くことが多い．

さいごに

腋臭症や多汗症にまつわる心理的な問題はこのように様々なものがある．患者としては大きな苦痛がある．精神科受診に対する抵抗はいまなお強いため，軽度のものであれば，皮膚科や形成外科で対応ができれば患者にとっては救いであると思われる．ただ薬物の使い方が難しいようであれば，精神科や心療内科の助言を得るのが良いと思う．

（羽白　誠）

文　献

1) Schaller, M., Plewig, G.：Structure and function of eccrine, apocrine, apoeccrine and sebaceous glands. In：Dermatology. Bolognia, J. L., Jorizzo, J. L., Rapini, R. P., et al., eds. pp. 525-530, Mosby, Philadelphia, 2003.
2) Davidson, J. R., Foa, E. B., Connor, K. M., Churchill, L. E.：Hyperhidrosis in social anxiety disorder. Prog Neuropsychopharmacol Biol Psychiatry. **26**(7-8)：1327-1331, 2002.
3) Praharaj, S. K., Arora, M.：Paroxetine useful for palmar-plantar hyperhidrosis. Ann Pharmacother. **40**(10)：1884-1886, 2006. Epub 2006 Aug 29.

III 腋臭症・多汗症を治す

2 外科的治療 皮弁法

はじめに

腋臭症とは腋窩部にアポクリン汗腺の分泌亢進が起こることにより，腋窩部に異臭を放つ状態である．これは幼少期には認められず，アポクリン汗腺が活発化する思春期以降に発生する．腋臭症の治療法は多岐にわたるが，外科的治療は汗腺層を確実に除去することで高い治療効果が得られる．

外科的治療法についても多数の方法が報告されているが，ここでは皮膚切開を行ったうえ腋窩汗腺層の存在する皮膚を剥離して皮弁を作成し，その皮弁の下層に存在する汗腺を直視下に確認しながら剪除する方法（以下，皮弁法）について述べる．

適 応

問診において主訴が腋臭であるのか，または多汗であるのか，さらに湿性耳垢の有無・家族歴などを確認する．腋臭恐怖などを有する患者の場合は注意を要する．さらに，実際にガーゼを患者の腋窩にはさみ，臭いを嗅ぐことで程度を判定し，手術適応を決定する．

解剖学的特徴

アポクリン汗腺は腋毛の生えている範囲より少し広い範囲に存在する．腋窩汗腺層は一般的に真皮下から腋窩筋膜までに限局する解剖学的構造を有し，アポクリン汗腺はエクリン汗腺より深い位置に存在する．

デザイン

仰臥位にて手術を行う．患者の上肢を頭側に挙上して十分に腋窩が伸展するようにする．この時，肘関節は120°程度屈曲させると患者は楽である．腋窩部は剃毛する．

腋毛の生えている範囲を越えて汗腺は存在するので，発毛部位よりさらに広く外周に印をつける．それは，腕の長軸に長軸が一致する楕円となる．切開線はほぼ腋窩中央かつデザインした楕円の短軸方向に3～4 cmの長さで置く．切開線は腋窩中央より内側に置く方が乳房基部の汗腺の切除がしやすい半面，切開線より末梢側の色素沈着が術後長期にわたってしまう印象がある．皮膚切開線は1か所のみで十分剥離および汗腺摘除は可能であると考える（図III-27）．

また，腋毛の範囲が広い場合，汗腺も広い範囲に存在し，皮弁の創縁部の血流が悪くなることが想定されるので，幅15 mm×長さ4 cm程度の紡錘形に中心部の皮膚を切除する場合もある．

麻酔法

原則としてTumescent techniqueに準じた局所麻酔を行っている．10万倍エピネフリン添付1%キシロカイン50 mlに生理食塩水150 mlを加え，200 mlビーカーに用意する．それを片側75～100 ml使用する．希釈した麻酔液を用いることにより心血管系への影響を少なくすることができ，止血効果も十分に得られる．

また，上記に対して，エピネフリン無添加キシロカインを使用する場合は，術中の出血は多いが，

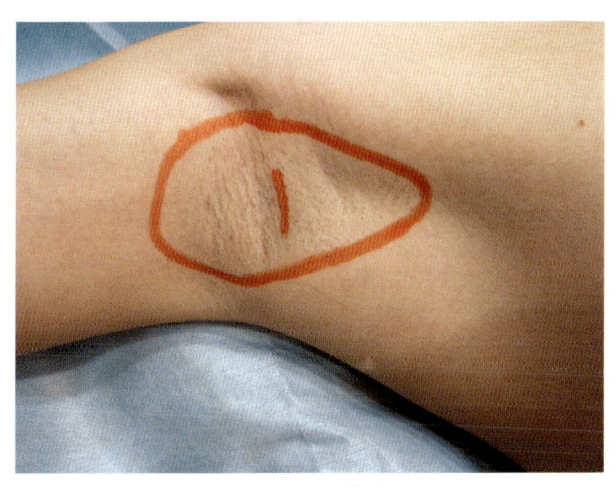

図Ⅲ-27. デザイン
腋毛の生えている範囲より長軸方向に2cm，長軸方向に1cm広めにアポクリン汗腺摘除範囲をデザインする．

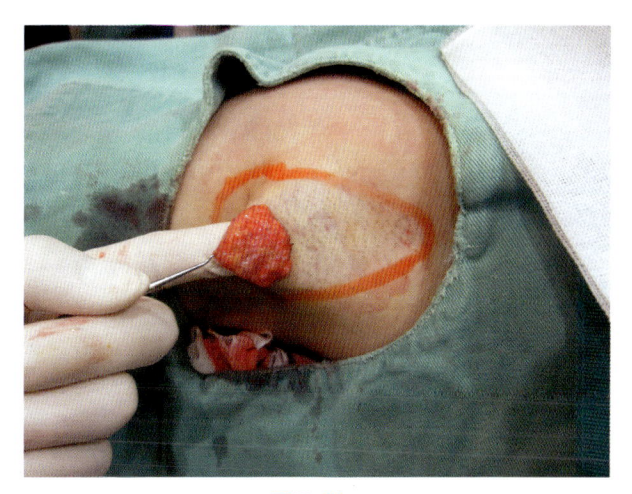

図Ⅲ-28.
皮弁の剥離が終わり，皮弁を翻転すると，アポクリン汗腺が露出する．

それに対して術中に止血処置を完全にできるので，術後出血が防止できるという利点もある．
　アポクリン汗腺の直下，腋窩筋膜上に麻酔液を注入する．比較的広い範囲に注入するので，患者の痛みを軽減させるためになるべくゆっくりと注入するとよい．また，剪除範囲の外周から局注を開始し，求心性に中心へ向かうようにするという工夫もある．

手術の実際

1. 皮膚切開
　15番メスで切開線に沿って皮膚を切開する．アポクリン汗腺あるいは毛根の層まで切開を行う．

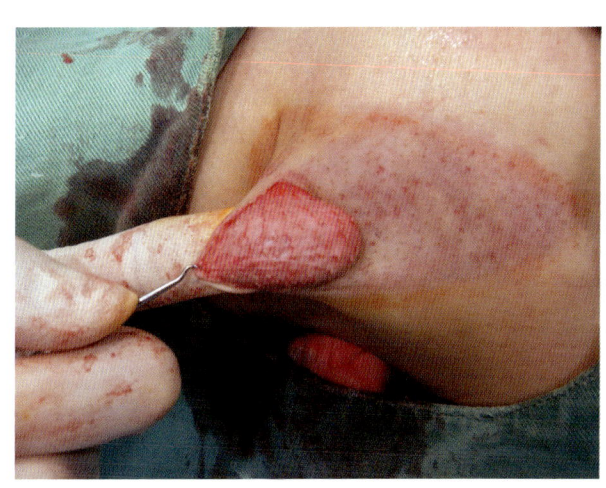

図Ⅲ-29. アポクリン汗腺を取り除いた後の皮膚裏面　全層植皮片と同じ厚さとなっている．

2. 皮弁の剥離
　アポクリン汗腺を確認したら，皮膚にスキンフックを掛けて牽引しながら，剥離剪刀を用いてアポクリン汗腺の直下の層を剥離する．皮下脂肪の少ない場合，腋窩筋膜を確認しやすく剥離操作を行いやすいが，皮下脂肪が多い場合は腋窩筋膜が明らかではない場合もある．

3. 汗腺の剪除
　腋毛の生えている範囲を越えて十分に皮弁の剥離を行った後皮弁を翻転すると，アポクリン汗腺を確認できる（図Ⅲ-28）．アポクリン汗腺は3～4mm程度の厚みを持った褐色の房状の組織で，真皮層に固着している．左示指または中指で皮膚に緊張を与え，剪刀でアポクリン汗腺を腋毛の毛根とともに切除していく．腋窩中央部のアポクリン汗腺は容易に確認できるが，腋毛の生えている範囲を超えた部分のものは明らかなものは認めないこともあるので，その部分の脂肪組織も取ってお

2．外科的治療：皮弁法

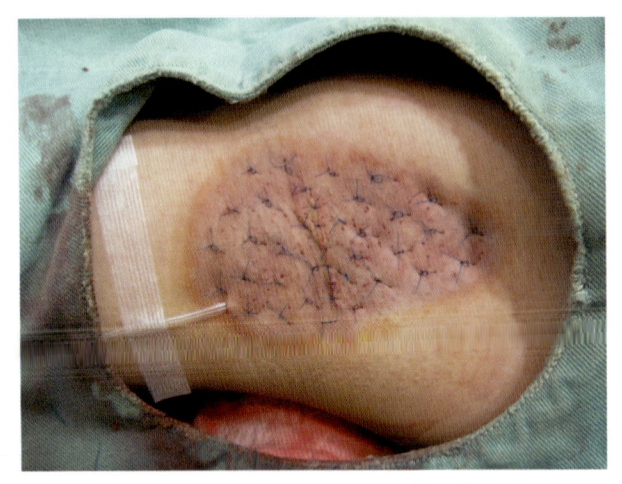

図Ⅲ-30. Anchor suture 終了後
皮弁の下にペンローズドレーンを挿入している.

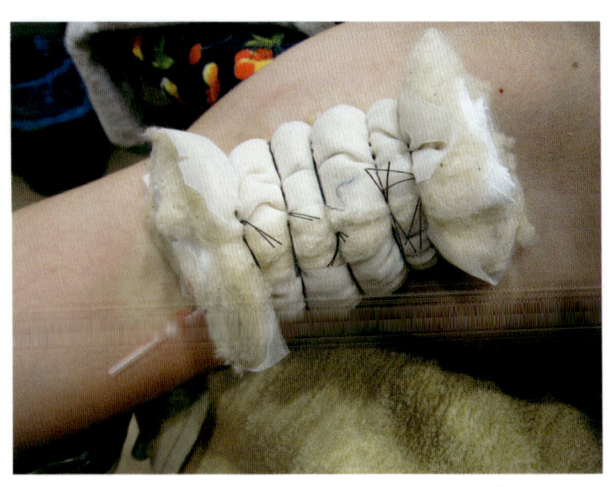

図Ⅲ-31. タイオーバー固定終了後の状態

くと良い．なお，これらの部分の汗腺の摘除の際，術野を確保しないと十分に汗腺を除去できない恐れがあるので，しっかりと皮弁を翻転させる必要がある．切除後の皮膚の厚みは全層植皮片のような厚みとなるが，皮弁として治癒すると考えている（図Ⅲ-29）．

可能であれば皮弁の皮下血管網を残した方が皮弁の生着には良いが，臭いの改善を第一義に考えるならば，アポクリン汗腺を剪除する際，皮下血管網も一緒に切除する方が良い．皮下に出ている毛根もできるだけ切除する．ただし，皮脂腺まで完全に切除したり，真皮まで削ったりすると皮弁の血流が障害され，創治癒が遷延し，皮膚面も瘢痕状になってしまう．

4. 止血操作

アポクリン汗腺除去後はいったん皮弁下に生理食塩水含有ガーゼを充填する．数分間充填してそれを取り除いた後バイポーラを用いるなどしてしっかりと止血を行う．

5. 創縫合

切開創は 5-0 ナイロン糸などで真皮縫合を行い，5-0 または 6-0 ナイロン糸で adaptation suture を行う．そのうち 2～3 針は皮下組織にもかける．また，皮弁部はこれも 5-0 または 6-0 ナイロン糸で anchoring suture をかける．皮弁下にはペンローズドレーンを挿入する．ドレーンの挿入口は皮弁の遠位，背側に小切開を加え，そこからモスキート鉗子を用いて導入すると良い（図Ⅲ-30）．

6. タイオーバー固定

皮弁の腹側および背側に 5 か所ずつ絹糸を固定する．創部全体に軟膏を塗布し，トレックスガーゼを貼付する．その上に乾いた綿花を置いて，それを 5 対の絹糸が平行になるように結び，固定する（図Ⅲ-31）．

7. ドレッシング

タイオーバー固定の綿花の上にガーゼを当て，それを伸縮テープにより圧迫気味に固定する（図Ⅲ-32）．

術後の経過

手術翌日にペンローズドレーンを抜去する．もしも出血が多いようであれば術後 2～3 日目まで挿入してもよい．術後 4～5 日目にタイオーバー固定を除去する．抜糸は術後 1～2 週間目に行う．

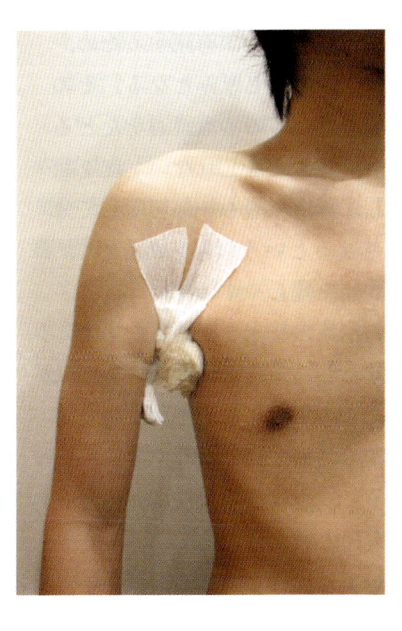

図Ⅲ-32.
ドレッシング完了後
圧迫テーピングをしっかりした方が,患者の疼痛は軽減する.

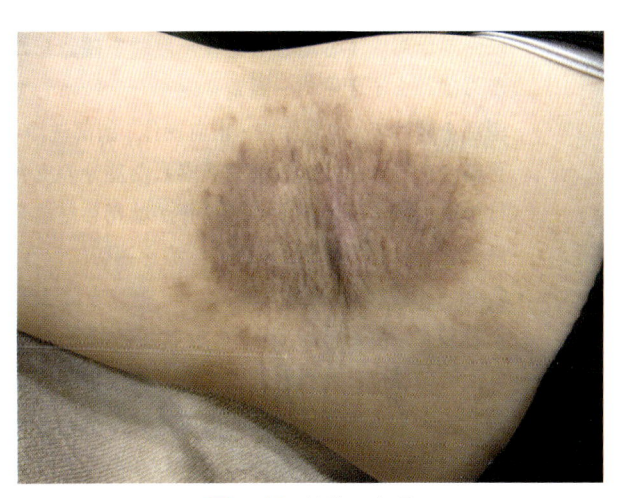

図Ⅲ-33. 術後1か月
皮弁には色素沈着が認められる.

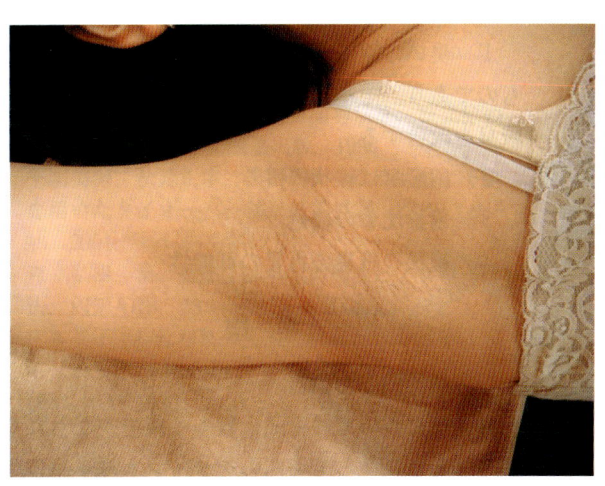

図Ⅲ-34. 術後1年
瘢痕も目立たず,色素沈着も改善した.

術後,色素沈着が皮弁部に残る(図Ⅲ-33).色素沈着はおおよその場合,半年〜1年の期間で消退するが,時にそれより長くかかる場合があり,ハイドロキノン軟膏などを用いて治療を行う(図Ⅲ-34).腋毛は術中の操作で汗腺を皮膚の裏から取り除く際,毛根を皮膚の裏面から切断するので,大部分脱落する.

臭いは著明に改善する.ただし,再発の可能性はある.多汗症については大幅な汗の量の改善は認めるが,エクリン汗腺の残存があるため,完全に汗がなくなることはない.

タイオーバー固定を行っている期間は入浴を制限している.タイオーバー固定の綿が水に濡れると外れてしまうからである.また,皮弁の安定を図るため,上腕を水平以上に上げないように指導している.しかし,タイオーバー除去後は創部の清潔を保つためにシャワー浴を許可し創部をなるべく清潔に保つように説明し,創拘縮予防のためなるべく肩関節の伸展運動を促す.

合併症

- 創縁は時に壊死を認めることがあり,その場合はデブリードマンを適切に行う.保存的療法により治癒する.

- 肥厚性瘢痕の可能性がある.ケナコルト局所注射などの治療を適宜行う.
- 患者が気にするような成熟瘢痕は単純に切除術を行えばきれいな創となる.
- 腋毛は著明に減少する.
- 皮弁壊死:汗腺剪除の際,皮弁を薄くしすぎる(真皮層まで薄く削る)場合や,後述するように血腫を形成した部分の皮弁が圧迫により虚血に陥ると,皮弁が壊死する場合がある.保存的加療により上皮化するが,瘢痕が目立つ場合がある.

2. 外科的治療:皮弁法

III 腋臭症・多汗症を治す

② 外科的治療
稲葉法

緒　言

　腋臭症は腋窩部アポクリン汗腺からの分泌物，また腋窩多汗症は真皮内のエクリン汗腺からの発汗が原因であり，根治的治療を行うためにはアポクリン汗腺・エクリン汗腺を摘除する必要がある．

　腋臭症・多汗症に対する手術療法にも様々な方法があるが，皮下脂肪層だけの摘除では真皮内アポクリン汗腺とエクリン汗腺が残存してしまうため，確実な治療となりにくい．治療効果を得るためには皮下脂肪織のみならず真皮下層～中層にあるアポクリン汗腺・エクリン汗腺を取り除くことが最も重要である．

　いかなる術式であっても，残存皮膚の厚みを非常に薄く(2 mm 以下)することで治療効果を出すわけであるが，その際には真皮内の血管叢もなくなるため，下床脂肪織へ生着させるためには分層植皮術を行う際と同様の圧迫固定と安静が必須となる．

　なお，治療の際には術前診断をしっかりと行うことが大切で，施術する必要があるかどうかを見極めたうえで治療を行わないと治療効果が全く出ないこともある．実際に臭いを確認できれば腋臭症と診断することは容易であるが，軽症例では受診時に腋臭を確認できないこともあり，詳細な問診を行う必要がある．さらに全く腋臭がないにもかかわらず深刻に悩んでいる場合もあり，問診と他覚的診断をしっかり行うことで自己臭妄想との判別を行い，効果の出ない可能性がある場合には安易に手術を行わないようにすることも大切である．

皮下組織削除法（稲葉法）

　鋭利なカミソリの刃を取り付けた皮下組織削除器を 1 cm ほどの切開から真皮直下の脂肪組織へ挿入し，腋窩部皮膚の裏側からアポクリン汗腺・エクリン汗腺を削り取る方法である[1)2)]．皮膚全体の厚さを 2 mm 以下まで削ることが可能で，術後にはタイオーバーによる圧迫固定が必須となる．

イナバ式皮下組織削除器

　先端には皮表を押さえるためのローラーと皮下組織を削除するための鋭利な刃がついている．全体の形は大きなはさみのような形で(図Ⅲ-35, 36)，握る力の強弱と皮膚と刃の角度を調整することで削除の程度を調節することができる(図Ⅲ-37)．

皮下組織削除法（稲葉法）の基本

1．作　図

　基本的に手術範囲は腋毛部の周囲 1 cm までである．広範囲に手術を行おうとして大胸筋の盛り上がりを超えて作図をすると，術後の圧迫固定が不十分になりやすい．切開線は腋窩部のしわに平行になるよう作図する(図Ⅲ-38)．皮下脂肪が薄い症例では静脈部分の皮膚が隆起していることがあり，麻酔時に静脈を避けるよう同部にマーキングを行う．また，女性の場合には乳房部側に広く作図すると乳腺を傷つけ，術後出血が多くなりやすいことにも留意する．

2．体　位

　手術台に仰臥位になり，頭頂部で両手指を組み

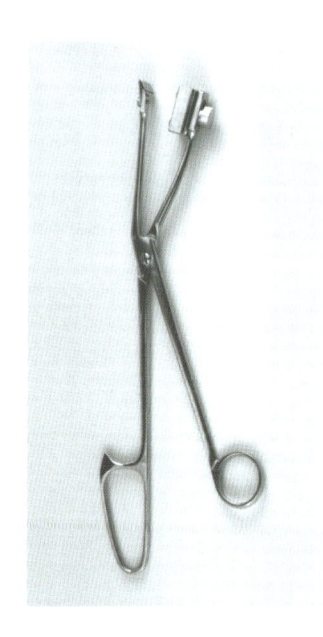

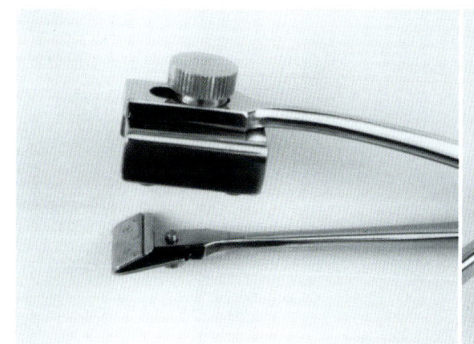

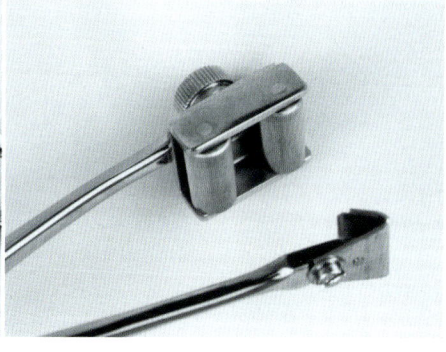

a．刃　　　　　　　　b．ローラー

図Ⅲ-36． 削除器先端

◀図Ⅲ-35．
削除器の全体

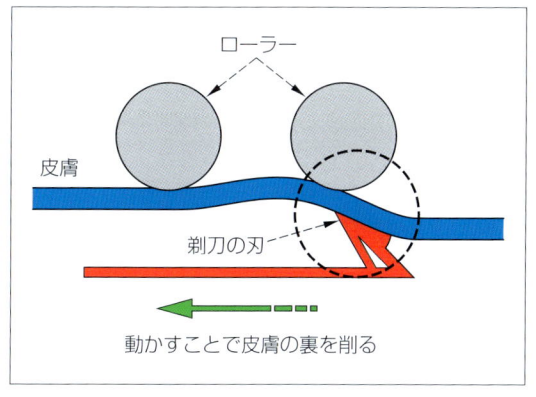

図Ⅲ-37． 削除法のしくみ

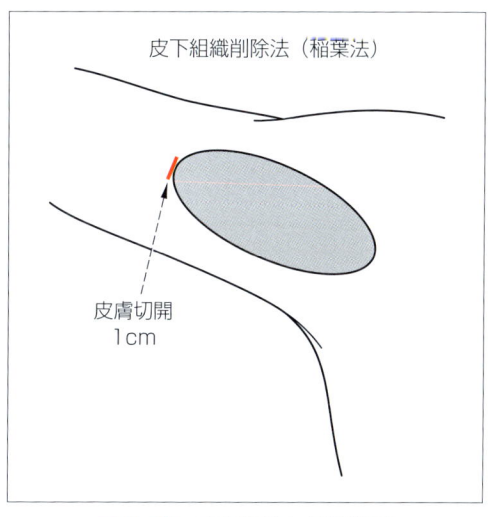

図Ⅲ-38． 皮膚切開と手術範囲

肘を手術台に下げた状態で施術を行うが，肩関節が硬く肘を手術台につけることが困難な場合には，肘の下に枕を入れ肘が少し上がる状態にすると施術が行いやすくなる．

3. 麻　酔

麻酔の範囲は腋毛の周囲約2～3 cmの範囲で，片側に0.1％に希釈した10万倍エピネフリン添加1％キシロカイン150～250 mlを皮下注射する．その際に皮膚を均一に膨隆させるように注射すると次に行う皮下剥離が容易になる．特に胸側は広めに麻酔を行い，皮下脂肪が薄い場合には静脈を避けるよう周囲から行う必要がある．

手術手技

1. 実際の手技

約1 cmの切開部から刃先が丸く全体が弯曲したクーパーを挿入し，腋毛部周囲数mmまでの範囲を皮下脂肪層で剥離する．その際には下床の血管・神経・乳腺を損傷しないようクーパーの刃先は常に術者側に向けたまま注意深く浅く剥離することが大切である(図Ⅲ-39)．

次に切開部から削除機の刃の部分を皮下に挿入し，皮膚の表面からローラーで押さえつけながら

2．外科的治療：稲葉法　　81

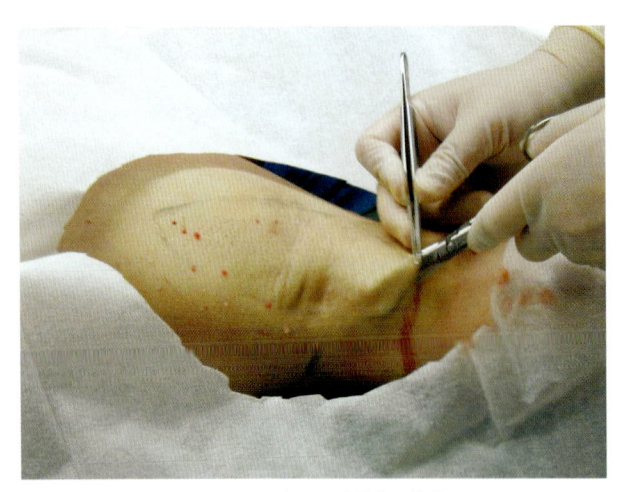

図Ⅲ-39. 皮下の剥離の状態

動かし，皮膚の裏側から皮下脂肪層・真皮の順に皮膚全体の厚みが均等になるように少しずつ削除していく．削除する際に斜め方向に動かすと皮膚が裂けることがあるため削除器を刃と垂直方向へ動かすようにする．削除時にはローラーと刃との角度やローラーで押さえる圧力を調節し削り方を加減しつつ皮膚の裏側が凸凹にならないよう行うことが大切で，削除の厚みが一定でないとアポクリン汗腺が残存しやすくなる（図Ⅲ-40）．削除終了後は切開部を 5-0 ナイロン糸にて縫合する（図Ⅲ-41）．

皮膚の厚さを 2 mm 以下になるまで削ることでアポクリン汗腺体と真皮中層以下のエクリン汗腺は摘除され確実な治療となるが，その際には腋毛はほとんど消失することとなる．真皮中層から浅層にかけてのエクリン汗腺は残存するため発汗はゼロにはならないが流れるような多汗は軽減させることはできる．

男性症例で腋毛の再生を希望されている場合には，残存する皮膚を厚めにすることで腋毛をある程度残すことも可能ではあるが，腋毛を残すことを優先すると腋臭が再発しやすくなり，また多汗に対する効果もなくなってしまうため術前によく説明をしておく必要がある．

2. ポイント

削除する際にはあまり時間をかけすぎると，皮膚組織の挫滅が強くなり皮膚の生着・術後の色素沈着に悪い影響を与えるため，なるべく時間をかけずに手早く削除することが大切である．また，切開が小さいため胸側の皮膚の裏側は直接肉眼で確認はできないが，削除皮膚の厚みが均一になるよう心がける．

術後処置

1. 術後の固定

厚さ 2 mm 以下まで薄く削除した腋窩部皮膚の固定は難しいもので，単なるガーゼによる固定で

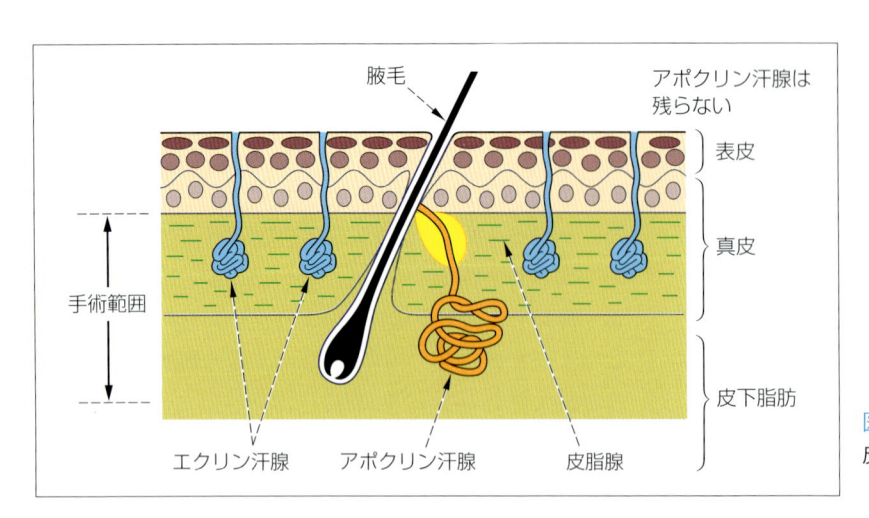

図Ⅲ-40.
皮下組織削除法の手術範囲

は皮膚が下床から動いてしまい血腫や大きなしわの原因となることがある．皮下組織削除法（稲葉法）では double-tie-over（ダブルタイオーバー）という 2 種類の固定ガーゼを削除した皮膚の上にのせ，ナイロン糸で削除した皮膚と皮下脂肪織を一緒に縫うことで圧迫固定する．

中心に軟らかい綿を入れた棒状のガーゼを腋窩部の窪みにのせ，皮膚のたるみを作らないよう削除皮膚全体を伸展した状態で 3〜5 本のナイロン糸で大胸筋に沿って周囲からすくうように縫う．（図Ⅲ-42）．

次に厚いガーゼをその上にすきまなくのせ，ナイロン糸を結紮することでガーゼが皮膚に押さえつけられるようにする．その際には窪みが大きな胸側には固めで厚いガーゼを，窪みのない腕側には柔らかめで薄めのガーゼをのせるようにすると圧迫が確実となり，固定後に肘を低く下げることが可能となる（図Ⅲ-42）．

最後に肘を下げた状態で幅の広い伸縮性のあるテープをしっかり貼り固定する．

2. 術後の処置と経過
A. 手術直後

術後は臍の前に両手がくるが，肘から先は動かすことができる状態となる．タイオーバー固定中の 3〜4 日間は特に安静に注意させることが大切である．肘を挙上するような動きをするとタイオーバーが動き血腫やしわの原因となりやすい時期である．

B. 手術 3〜4 日後（タイオーバー除去）

タイオーバーを除去し皮膚の状態を確認する．タイオーバーを除去する際にはガーゼと削除皮膚が固着している場合もあるので無理に除去せず，精製水などで湿潤させた状態でゆっくりと除去する．

皮下に血腫を認める場合には，皮膚にメスで

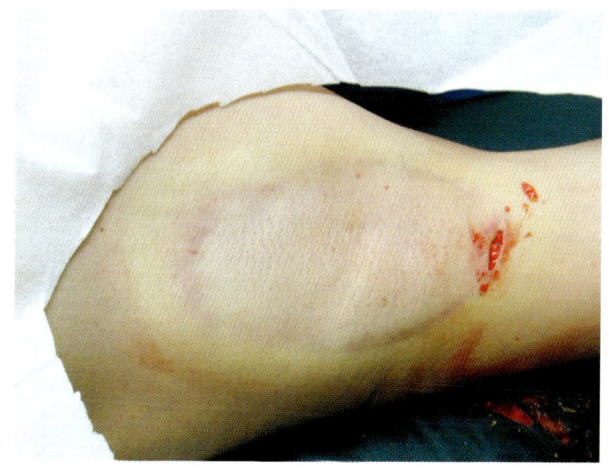

図Ⅲ-41．削除後の皮膚の状態

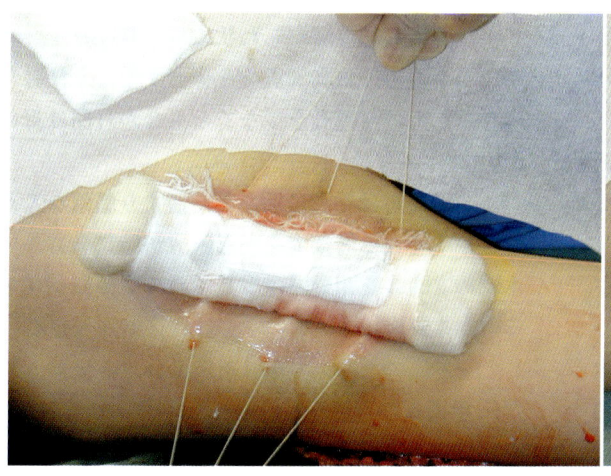

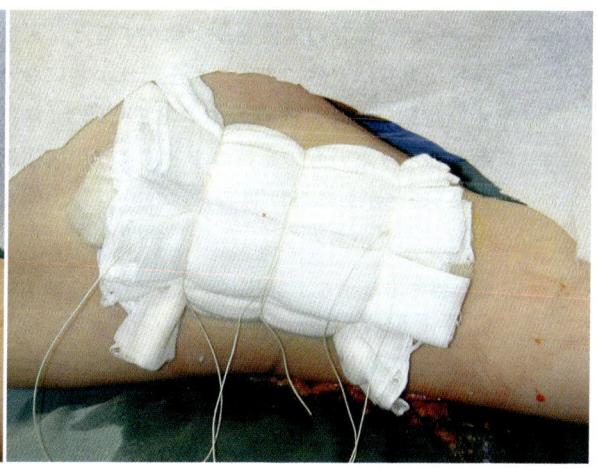

図Ⅲ-42．ダブルタイオーバー固定

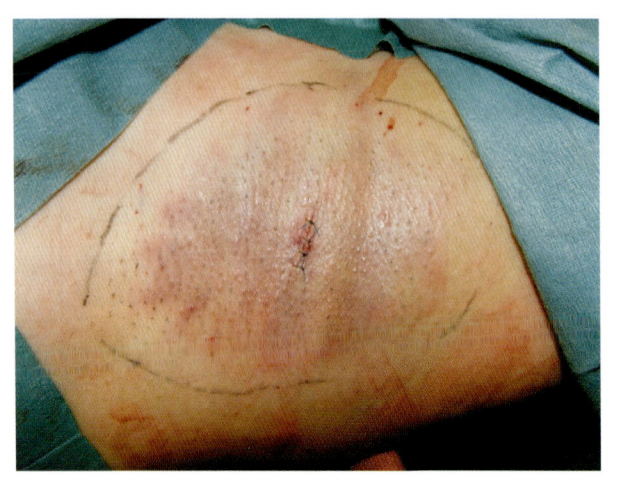

図Ⅲ-50. 手術直後の状態

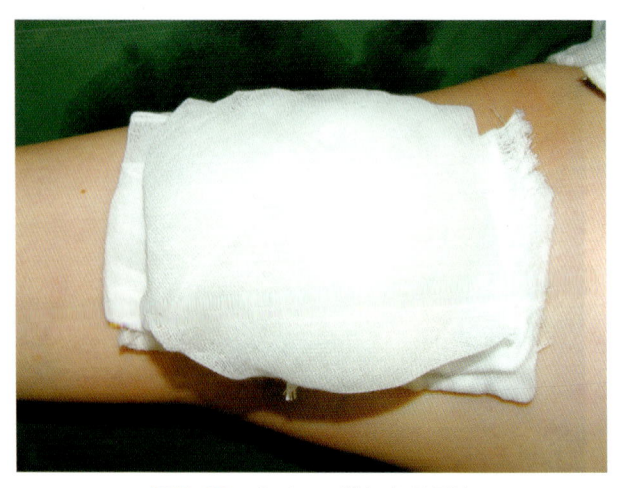

図Ⅲ-51. ナイロン綿による圧迫
この上を弾性テープで固定する．

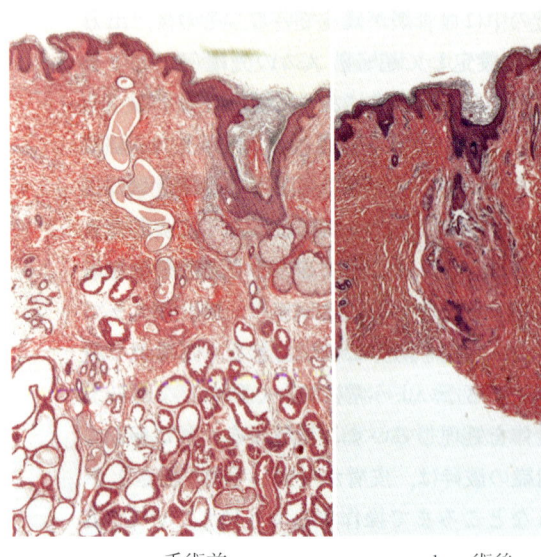

a．手術前　　　　b．術後
図Ⅲ-52. 病理組織所見
切開部より3cm離れた腋窩皮膚の組織所見では，キューサー法によるアポクリン汗腺の除去が確認された．

シャワーは許可している．

治療成績

我々の経験した症例は男性12例，女性45例で女性に多く，年齢は15～67歳までで平均29.2歳であった．手術時間は35～72分で平均47分であった．術後の組織所見ではアポクリン汗腺の除去が観察された（図Ⅲ-52）．57例中1例で半年後ににおいが残ったとの訴えがあった．合併症は全体の8.7％にみられ，内容は水疱形成1例，皮膚潰瘍2例，肥厚性瘢痕2例であった．熱作用による水疱形成は米粒大から大豆大までで2週間以内には治癒した．皮膚潰瘍の症例は2～3週のあいだに治癒した．これらは肥満があり，腋がすれてしまう症例であった．肥厚性瘢痕は特にステロイドの注射，投薬などを必要とするものではなく自然軽快した．そのほかの合併症としてテープかぶれ後の色素沈着を指摘されることがあり，固定のテープには注意が必要である．

考　察

超音波メスによる腋臭症の治療法は1992年に西内ら[1]により報告された．超音波メスの利点は少ない切開線から広範囲のアポクリン汗腺を破砕，吸引することができる，真皮下の脈管や神経を温存でき出血や血腫形成が少ない，術後の固定が簡素である，手術時間が短いことなどである．欠点は効果が不十分になる，熱傷を起こす，操作に慣れが必要，手術機器が高価であることなどが挙げられる．Parkらの報告[2]によると，いわゆる剪除法の再発率は7.7％と低いものの，血腫などの合併症が9.4％に認められた．剪除法は直視下

表III-9. Comparative evaluation of different methods

Parameter	Manual shaving	Liposuction	Ultrasonic aspiration
Recurrence rate	9/117(7.7%)	15/32(46.9%)	3/22(13.6%)
Complications	9 hematoma 6 flap necrosis 4 surgical wound dehiscence 3 local infection(9.4%)	None	1 seroma 1 flap puncture 1 wound dehiscence
Axillary scar	4～6 cm	0.4～0.6 cm	1.5 cm
Immobilization period(mean±SD)	11.0±4.3 days	3.6±1.0 days	7.2±2.0 days

(Park, Y. J., et al.：What is the best method for treating osmidrosis? Ann Plast Surg. 47(3)：303-309, 2001. より引用改変）

表III-10.

	症例(男：女)	結果	合併症
西内(1992)	19(2：17)	著明改善 84.2%	小範囲熱傷 2
大村(1994)	21(3：18)	良好 80.9%	皮膚壊死 3
阿部(1995)	44(7：37)	Grade 3：改善 76.4% Grade 4：改善 80.0%	皮膚壊死 8 縫合部壊死 8 血腫 1 Seroma 1
阿部(1995)	20(3：17)	1か月目：全例満足 3か月目：3例に1 grade 戻りあるも満足	縫合部壊死 2
井上(1998)	14(2：12)	満足 78.5%	醜状瘢痕 1 皮膚壊死 1 びらん 5
松川(1998)	35(11：24)	満足 17% ある程度満足 61%	皮膚壊死 2 血栓性静脈炎 1 血腫 1
安田(2002)	17(6：11)	著明改善 42% やや改善 29% 不変 29%	(皮膚の硬化 6)
Ozawa(2006)	15(3：12)	Good：53.3% Fairly good：40% Poor：6.7%	なし
計	185(37：148)	改善以上 82.4%	皮膚壊死 14 縫合部壊死 10 小範囲熱傷 2 びらん 5 血腫 2 Seroma 1 血栓性静脈炎 1

で手術ができるため，アポクリン汗腺除去は確実である反面，真皮下血管網を傷つけ一部全層壊死となることもあり，剥離を広範囲に行うことで血腫形成を起こしやすい．一方，超音波法での再発率は13.6%で合併症は6.8%であった（表III-9）．超音波メス法の本邦における過去の報告例の集計（表III-10)[1)3)～10)]では，全体の症例数は185例で男性が37例，女性が148例で女性が多くなっている．結果については報告により評価方法はまちまちであるものの，改善は82.4%にみられた．合併症では皮膚壊死や小範囲熱傷，びらんなど熱作用によると思われるものが主にみられた．一方，血

腫などの出血による合併症は少ない傾向にあった．超音波メスは比較的操作は容易という特徴があるが，合併症が熱作用による水疱形成や皮膚潰瘍が主であることからも手技にはいくつかの注意点があり，ある程度の熟練が必要である．特に腋窩皮膚にテンションを加え，常に先端を動かすことで皮膚への熱作用の集中を軽減することが大切であり，このことで合併症を減らすことができる．さらに熱作用の軽減のためイリゲーション水（生理食塩水）を4℃に冷却して用いることも報告されているが，実際には先端を動かすことが最も重要であり，我々は特に行っていない．キューサー法は剪除法に比べて，アポクリン汗腺の除去は不十分ではあるが，出血も少なくハンドピースを用いることで広範囲の破砕が可能となるため，量的にはアポクリン汗腺の除去はほぼ同等と考えられる．また，剪除法では，切開線から遠くなると操作がやりにくくなる．このため直視下に皮膚を翻転させて切除しようとすればそれだけ切開線が長くなり，複数箇所に置くことが必要になる．最小限の切開としてその周囲は直視下に剪除し，さらに広い範囲の処置は何らかの器具や装置の利用を組み合わせるようにするのが合理的である．また，アポクリン汗腺の解剖学的な分布は腋下の中央部分に多くなっているので，この中央部分を剪除して，その周囲には超音波メスを用いるとそれぞれの長所を生かすことができる．超音波メスの治療では腋毛の減少は比較的少なく，男性の患者にも使用しやすい．また，術後の皮膚の硬化の程度も軽いため，患者が不満足で追加除去を希望した場合でも再手術は別の部位から行えば比較的容易である．どの方法についてもいえることであるが，アポクリン汗腺の上にある皮膚をすべて切除しない限りあくまでもアポクリン汗腺の減量手術である．したがって，術前の説明では，100％臭いや汗を取り去ることはできないことの理解を得ることも重要で，臭い恐怖症の患者を見分ける必要もある．夏場にはノースリーブで腋窩部の瘢痕を気にする女性も多いため，なるべく小さく目立たない瘢痕で効果を期待できるキューサー法は，バランス的にも優れた手術方法であると考えている．

（武田　啓，鈴木敏彦）

文　献

1) 西内　徹ほか：超音波メスを用いた腋臭症の治療．形成外科．**35**(9)：971-979，1992．
2) Park, Y. J., et al.：What is the best method for treating osmidrosis? Ann Plast Surg. **47**(3)：303-309, 2001.
3) 大村勇二ほか：腋臭症の超音波メスによる治療経験．道南医学会誌．**29**：78-80，1994．
4) 阿部浩一郎ほか：超音波メスによる腋臭症の治療（第1報）効果と合併症に関する検討．日美外報．**17**(3)：151-158，1995．
5) 阿部浩一郎：超音波メスによる腋臭症の治療（第2報）術式の工夫による効果の改善と，合併症の削減．日美外報．**17**(3)：159-164，1995．
6) 松川　中ほか：超音波メスを用いた腋臭症手術．社会保険医学雑誌．**38**(1)：11-15，1998．
7) 井上　淳ほか：超音波メスによる腋臭症手術．太田綜合病院学術年報．**33**：1-5，1998．
8) 新山史朗ほか：超音波メスを用いた腋臭症の治療．臨床皮膚科．**54**(9)：759-761，2000．
9) 安田由紀子ほか：超音波メスによる腋臭症手術の成績　直視下アポクリン腺剪除法との比較．形成外科．**45**(3)：273-277，2002．
10) Ozawa, T., et al.：Treatment of osmidrosis with the Cavitron ultrasonic surgical aspirator. Dermatol Surg. **32**(10)：1251-1255, 2006.

III 腋臭症・多汗症を治す

2 外科的治療 クワドラカット法

はじめに

　腋臭症とは，腋窩有毛部に特有の臭気を放つもので，俗称「ワキガ」ともいわれている．本体は，アポクリン汗腺分泌物が分解されて生じる低級脂肪酸などである．

　極めて高率(90％以上)に湿性耳垢を合併し，優性遺伝であり，性差は伴わない．

　治療としては，大きく薬物療法，電気凝固法，外科的治療に分けられるが(図III-53)[1]，今回はクワドラカットシェーバーシステム®(以下，クワドラカット法)について概説する．

適応と手術法の選択

　臭いの程度を数値化，あるいはグレード化することは難しい．

　また，近年のいわゆる無臭信仰による体臭恐怖症も多く，手術するかどうかの決定には，本人や家族のみならず，医師も判断に迷うところである．

　我々は，精神病的な患者の手術を避けることはもちろんであるが，患者の希望をよく聞いたうえで適応を決定している(表III-11)[1]．

　ガーゼ臭とは，患者の腋窩部をガーゼで数回強くこすり，その臭いの程度を医師，看護師が判定する．しかしながら，表III-11はあくまでも目安であり，患者本人の性別，年齢，職業はもとより，日常生活の状況，ダウンタイムの長短に関する許容度，傷跡に対する許容度などにより，その術式の選択は大きく変わるところである．

　筆者らは，表III-11に従い，レベル4，レベル5の患者に対し，クワドラカット法により手術を行っている．

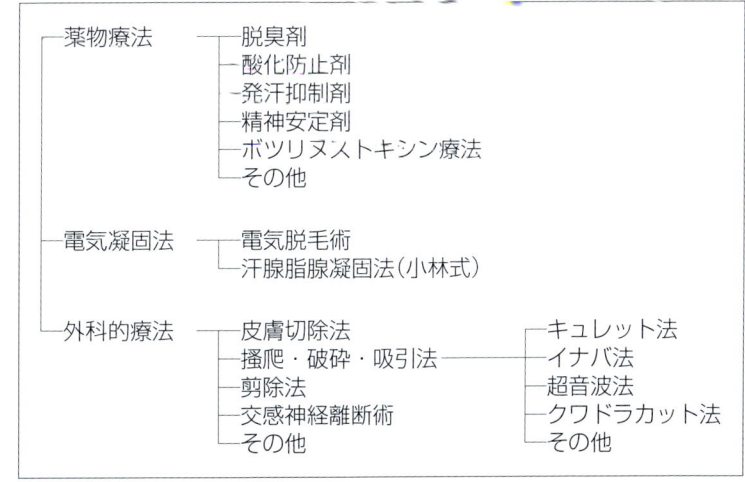

図III-53.
腋臭症の治療
(衣笠哲雄：脱毛術と腋臭症. 形成外科. 48：S293-S302, 2005. より引用)

```
薬物療法 ─┬─ 脱臭剤
          ├─ 酸化防止剤
          ├─ 発汗抑制剤
          ├─ 精神安定剤
          ├─ ボツリヌストキシン療法
          └─ その他

電気凝固法 ─┬─ 電気脱毛術
            └─ 汗腺脂腺凝固法(小林式)

外科的療法 ─┬─ 皮膚切除法 ─┬─ キュレット法
            ├─ 搔爬・破砕・吸引法 ─┬─ イナバ法
            ├─ 剪除法            ├─ 超音波法
            ├─ 交感神経離断術    ├─ クワドラカット法
            └─ その他            └─ その他
```

表Ⅲ-11. ガーゼ臭レベルと手術手技選択

	ガーゼ臭 (医師，看護師 による判定)	手術内容
レベル1	なし	opeをすすめない 多汗のある場合，ボトックス®療法
レベル2	ごくわずか	ボトックス®療法 レーザー脱毛 電気脱毛術 汗腺脂腺凝固法
レベル3	軽度	レーザー脱毛 電気脱毛術 汗腺脂腺凝固法
レベル4	中等度	クワドラカット法 横切開剪除法
レベル5	高度	クワドラカット法 横切開剪除法 横切開剪除法（中央部紡錘形切除）

（衣笠哲雄：脱毛術と腋臭症．形成外科．48：S293-S302，2005．より引用）

クワドラカットシェーバーシステム®

1. 機器について

クワドラカットシェーバーシステム®は，米国，ストライカー社製であり，本体，ハンドピース，カニューレ，フットペダルからなる（図Ⅲ-54）．

ハンドピースに，カキヌマメディカル製の脂肪吸引器（SUCTION UNIT S-200）を接続することで，陰圧下に削除，吸引，排出を行う．

石川ら[2]は，内視鏡とともに用いているが，筆者も症例により内視鏡を用いている．

2. 術前の準備とデザイン

A. 剃　毛

最近は，腋毛の手入れをしている女性がほとんどであるが，腋毛の処理がなされていない場合には剃毛を行う．

B. デザイン

有毛部より5mm外側に，楕円形のデザインを行い，両端に約5mmの皮膚切開線のデザインを行う（図Ⅲ-55）．

3. 麻　酔

20万倍エピネフリン添加0.5％キシロカインを片側30 ml注射する（両側で60 ml）．十分に膨化させ，局所麻酔後10分間程度時間をおいて手術

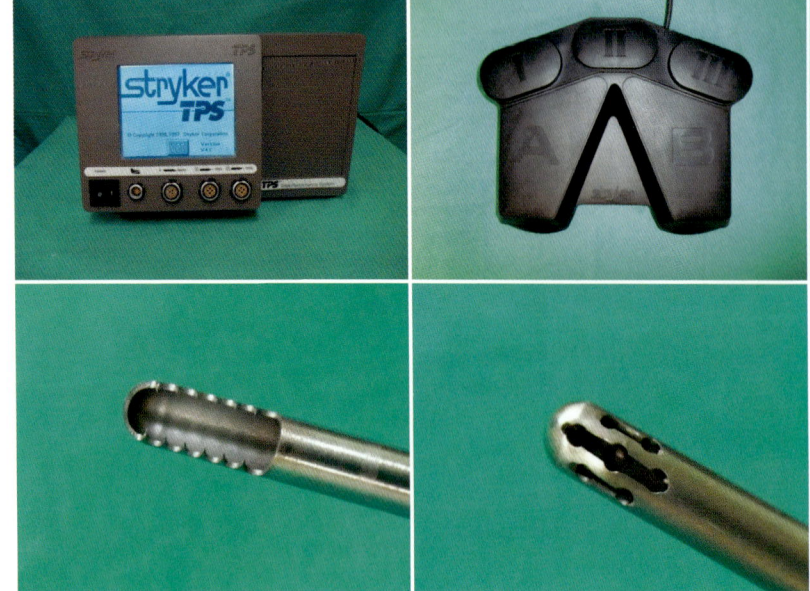

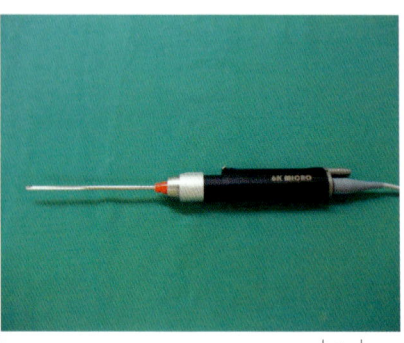

図Ⅲ-54.
クワドラカットシェーバーシステム®
a：本体
b：フットペダル
c：ハンドピース
d：カニューレ先端部
　d-1：内筒
　d-2：外筒

にかかることが望ましい．止血効果が得られ，また，剥離や削除が容易になると思われる．

4. 手術手技

腋窩に約5mmの切開を加える．剥離レベルは，アポクリン汗腺層と脂肪層の間の腋窩筋膜のうえで行い，アポクリン汗腺層が皮弁側に残るようにする（図Ⅲ-56）．切開部位よりカニューレを挿入し，アポクリン汗腺層を少しずつ削除しながら吸引していく（図Ⅲ-57）．この際，軟部組織がカニューレ先端にひっかかり内筒が動きにくくなったり，吸引圧が著しく減少することも多いため，こまめに除去することが必要である．

手術終了の目安としては，皮膚をつまんでその厚みが全層植皮～分層植皮程度になっていること，また，毛を鑷子でつまみ抵抗なく抜去できる程度としている[3]．

また，皮弁と皮下組織の間隙に血液や浸出液などの貯留を防ぎ，皮弁の生着をよりよくするために，6～8か所の止め糸をかけている．また，最後に剥離した範囲に18Gで十数か所の穿刺を行い，血液・浸出液の排出を促すようにしている．そして，両端の皮膚切開部にペンローズドレーンを留置し，2～3日後に抜去している．

5. 術後処置

手術終了後，デザインの範囲を，シリコンガーゼ，抗生物質軟膏，ガーゼ，綿花を用い，エラス

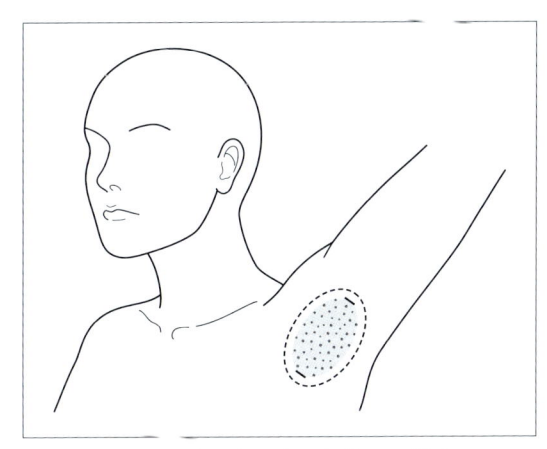

図Ⅲ-55．クワドラカット法のデザイン

テックバンテージを用いて十分に圧迫固定を行う．タイオーバーは原則として行っていない．しかし，出血の多い症例や，体動や仕事上肩関節の動きが多いと思われる患者には，タイオーバーを行う．最後に，弾性包帯を用いて，さらなる圧迫固定を行う（図Ⅲ-58）．抜糸は7～8日目に行っている．

6. 症 例

症例を図Ⅲ-59に掲げる．

7. 合併症

クワドラカット法の合併症を表Ⅲ-12に挙げる．

剪除法や皮膚切除法，またイナバ法や超音波法

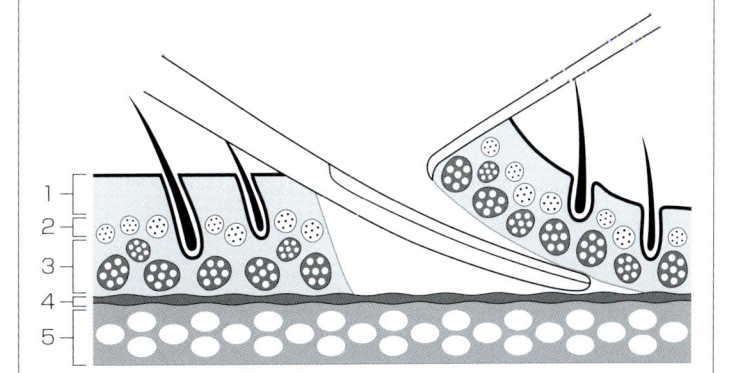

図Ⅲ-56．
腋窩筋膜（浅層筋膜）上での剥離のイメージ
1．表皮・真皮，2．エクリン汗腺，3．アポクリン汗腺の層状構造，4．腋窩筋膜（浅層筋膜），5．皮下脂肪層

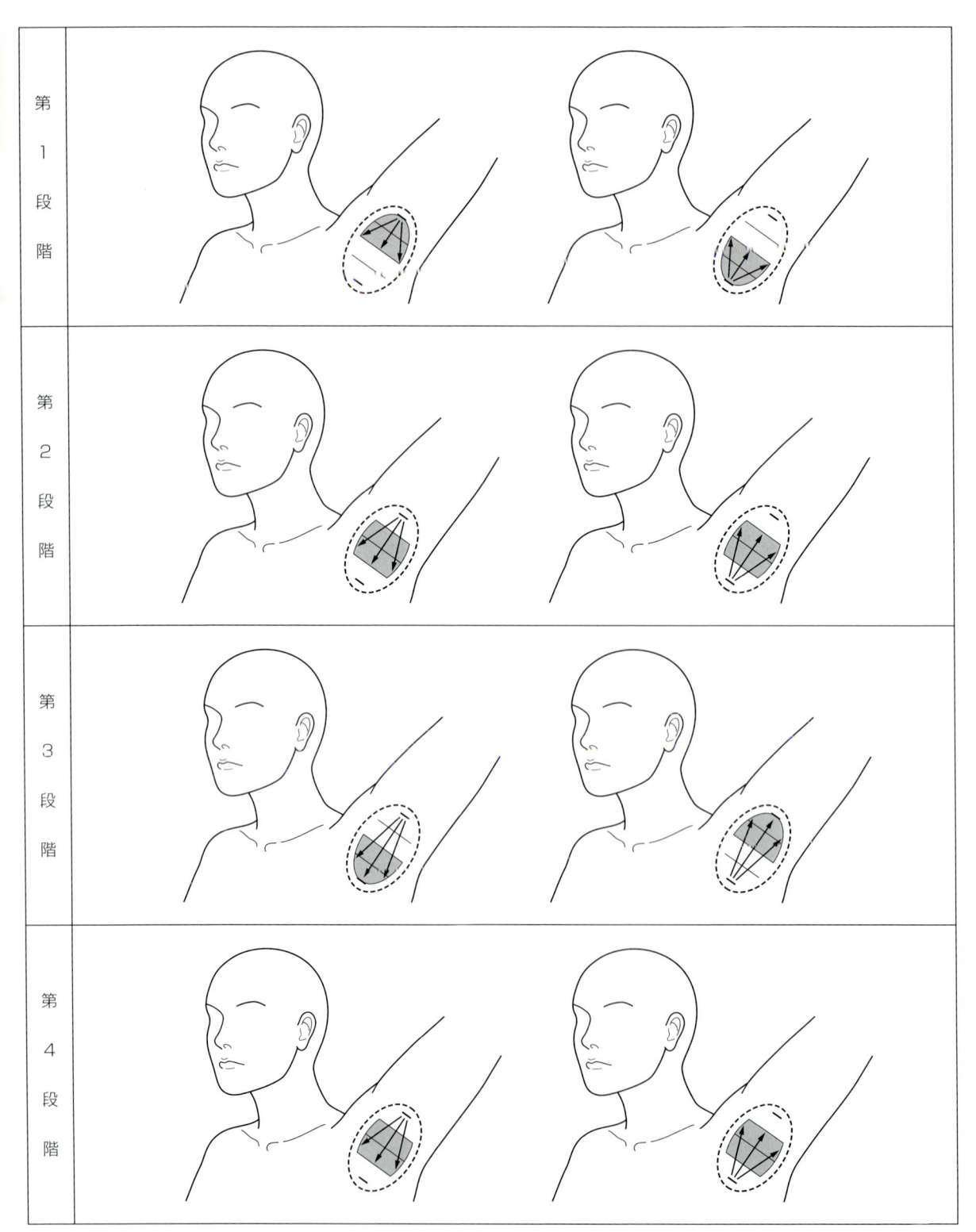

図III-57. 手術の手順の例

94　腋臭症・多汗症治療実践マニュアル：III. 腋臭症・多汗症を治す

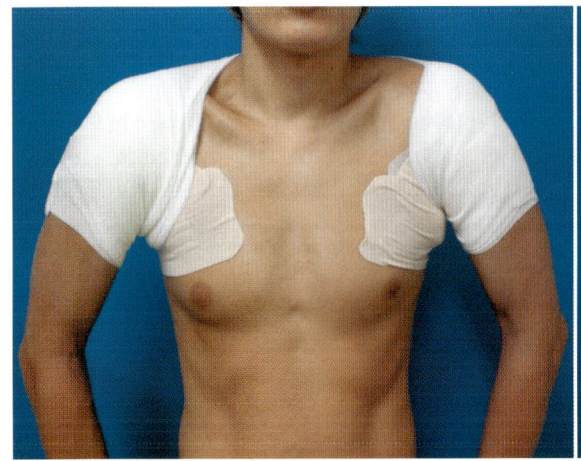

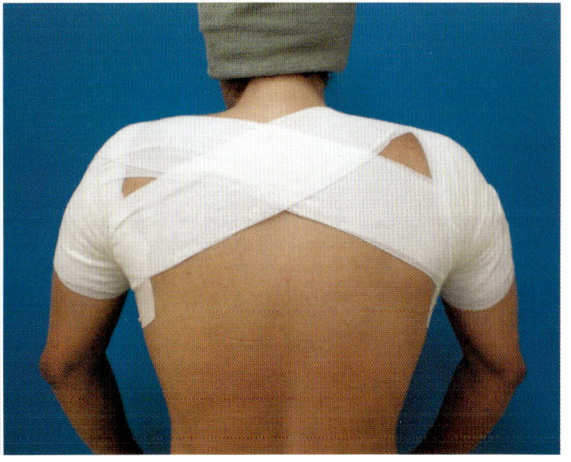

図Ⅲ-58.

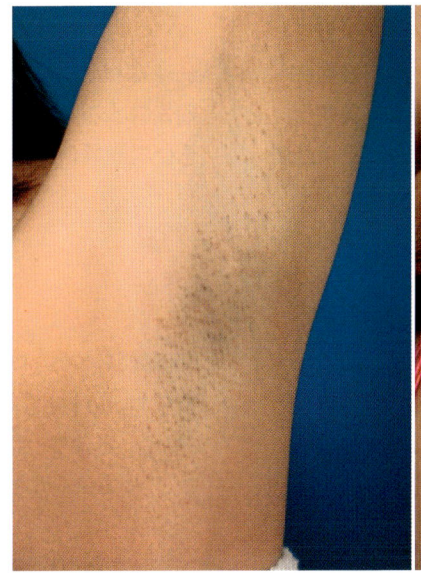

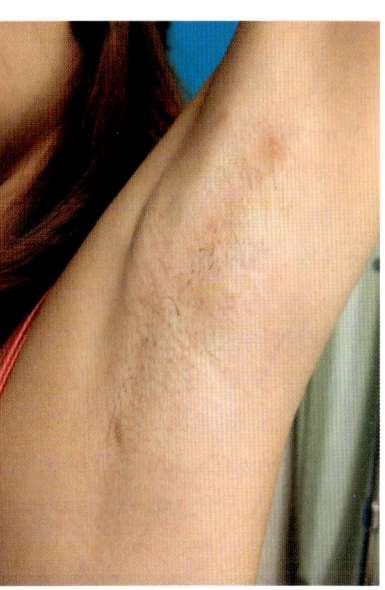

図Ⅲ-59.
23歳，女性
　a：術前
　b：術後6か月

などに比べて，クワドラカット法の方が合併症の頻度は少なく，その程度は軽いのではないかという印象を持っている．

考察・まとめ

1. レーザー脱毛は，腋臭・多汗に有効か

「脱毛」の項目（本書 p55～p61）でも述べたように，脱毛レーザーの熱エネルギーが毛包内に集中し，毛包がダメージを受けて脱毛が起こるわけであるが，その熱エネルギーがさらに大きくなると毛包周囲組織である皮脂腺，エクリン汗腺，アポクリン汗腺などがダメージを受ける．

このような機序による汗腺，皮脂腺の損傷が，腋臭や多汗の減少に結びつくのではないかと考えられる．

実際，腋窩の脱毛を終了した多くの患者からは，

表Ⅲ-12. クワドラカット法の合併症

1．血腫	6．潰瘍形成
2．リンパ腫	7．肥厚性瘢痕
3．セローマ	8．瘢痕拘縮
4．感染	9．その他
5．皮膚壊死	

2．外科的治療：クワドラカット法

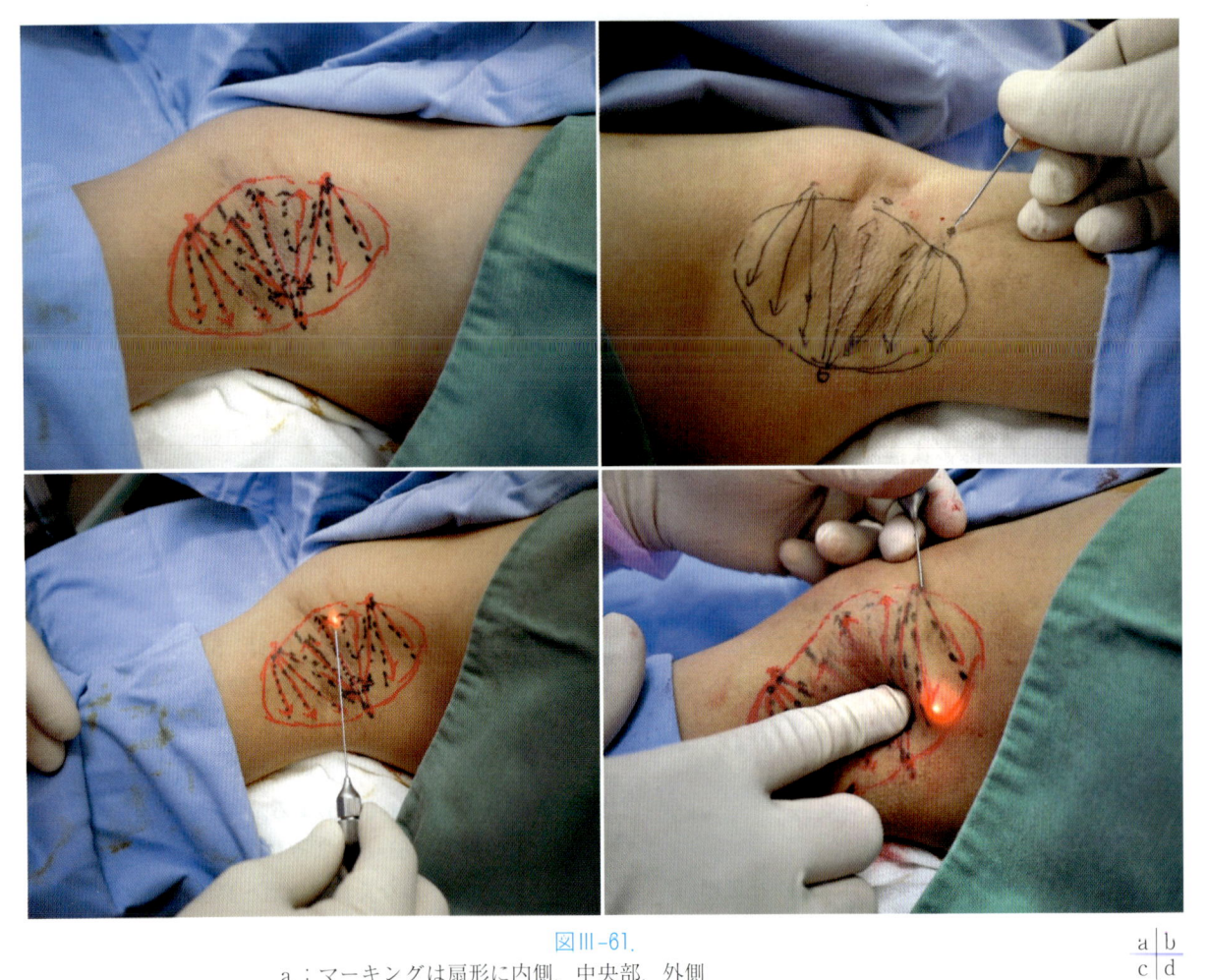

図Ⅲ-61.
a：マーキングは扇形に内側，中央部，外側
b：局所麻酔後，18G針にて刺入点を作成する．
c：刺入イメージ，パイロットランプの確認
d：刺入時，皮下のライトが確認できる．先端を引く時に出力する．

a|b
c|d

　このレーザーの特性は脂肪および腺組織に強く反応するため，神経その他の軟部組織には影響を及ぼさない．照射直後はクーリングのみでサクションや圧迫は行っていない．

症　例

　25歳，女性
　多汗症中心で臭いはあまり強くない．客観性がない言葉は好ましくないので，患者の了解を得て照射前後の病理検査を行った(図Ⅲ-62-a)．
　本症例では，病理検査のために採皮しているため，1週間後に抜糸しているが，基本的には刺入部は通常ガーゼ保護のみで通院の必要もない．

　結　果：術前術後2か月の病理所見を比較するとアポクリン汗腺，エクリン汗腺ともに著明に減少しているのがわかる(図Ⅲ-62)．
　術後の腫れは軽度で，術後2か月で刺入点も消失する(図Ⅲ-63-a)．

考　察

　腋窩多汗症・腋臭症の治療は稲葉式[1]，超音波メスを応用したもの[2,3]，CO_2レーザーを経皮的に

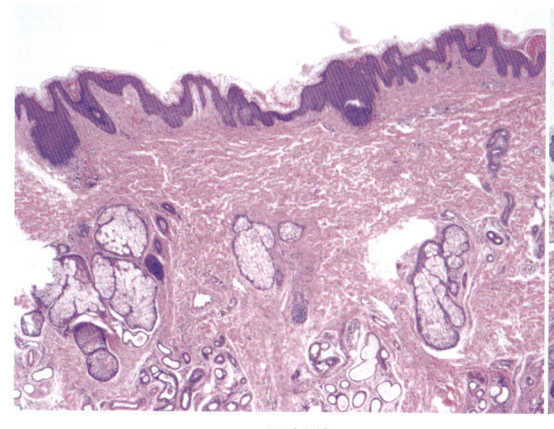

a．照射前

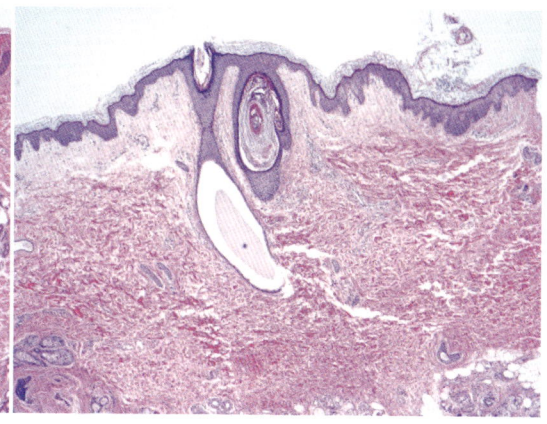

b．照射後2か月．アポクリン汗腺・エクリン汗腺ともに激減していることが確認できる．

図Ⅲ-62．

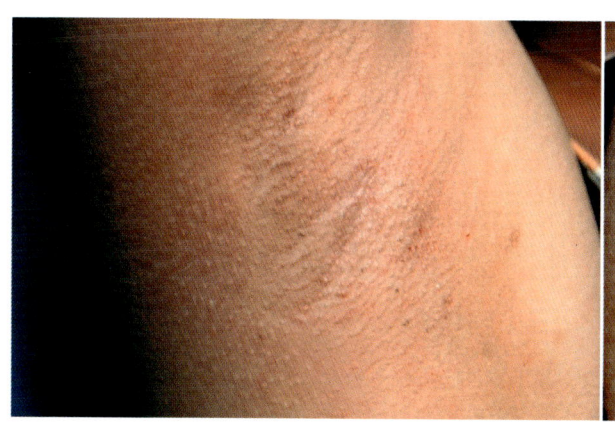

a．照射後2か月．右側

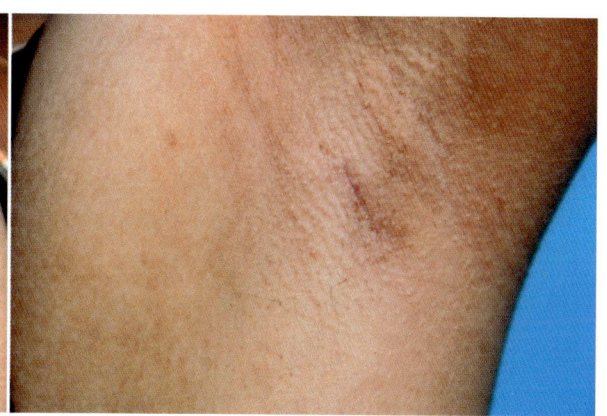

b．同左側．中央にある線状瘢痕は病理検査の採皮部である．

図Ⅲ-63．

照射するもの[4]，掻爬・吸引法[5)6)]によるものなど報告は多いが，現在は翻転法が主流である．

　理論的にはエクリン汗腺が真皮下層に存在しているため，患部を分層植皮の皮膚のような状態にしないと根治は難しい．根治的方法は厳重な術後の固定，安静が必要であるうえに皮膚の欠損や瘢痕などの原因になり，技術の習得や熟練が重要である．また，日本人の場合は腋臭症より多汗症を主症状とした症例が多いため，真皮部分を残す危険性の少ない術式を選択すべきであり，さらに臭いや多汗が良くなっても毛根が欠損し無毛になる術式は男性には向かない．

　今回使用したロングパルスヤグレーザー（AC-CUSCULPT Ⅱ）は1444 nmという波長特性により，従来の同種レーザー（波長：1064 nm）と比較すると脂肪（腺組織を含む）への吸収率が10倍となっている（図Ⅲ-64）[7]．そのため，短時間かつ最小のエネルギーでより多くの腺組織を効率よく融解できるため，熱による組織ダメージを最小限にし，ターゲット外の拡散も少なくなる．

　従来の類似したレーザー機種より選択性も高く，安全性も高い．手術には照射エネルギーやリスクを回避する最小限の配慮は必要である．さらに初回手術で効果が得られなくても再手術も容易

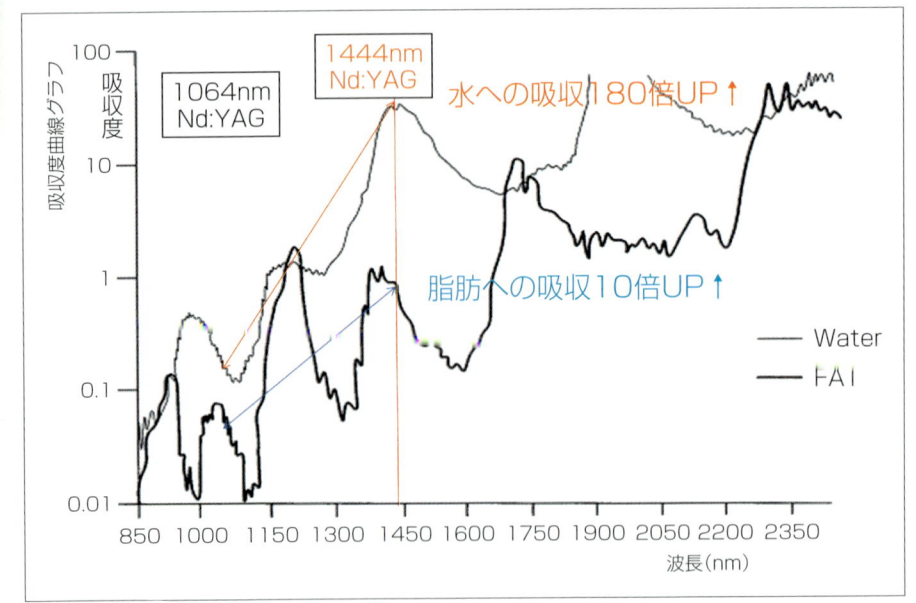

図Ⅲ-64.
Nd：YAG Laser 波長 1444 nm と 1064 nm の比較
1444 nm の波長の方が脂肪と腺組織への選択性が高い.

である.

ACCUSCULPT Ⅱ は欧米では既に skin resurfacing や volume contouring に用いられ，良好な結果を得ている[7]. しかし，腋臭症・多汗症に関しての治療経験は我々が渉猟し得た範囲では認められなかった.

まとめ

脂肪溶解レーザー（ACCUSCULPT Ⅱ）による腋臭症の治療を行った. 術後，むくみや疼痛も皆無で，病理検査でも有用性が認められた. 今後レーザーによる非侵襲的治療が腋臭症・多汗症治療の1つの選択肢として広がっていくものと考えた.

近い将来，比較的軽度な手術はこのような非侵襲的治療により対応される時代がくる可能性が示唆される.

（中西雄二，大橋菜都子）

文 献

1) 秦 維朗：腋臭症の基本的事項と治療の実際. 形成外科. **38**：213-217, 1995.
2) 出口正巳ほか：掻爬・吸引法による腋臭症治療. 形成外科. **36**：435-441, 1993.
3) Shenaq, S. M., et al.：Treatment of bilateral axillary hyperhidrosis by suction-assisted lipolysis technique. Ann Plast Surg. **19**：548-551, 1987.
4) Park, Y. J., et al.：What is the best method for treating osmidrosis? Ann Plast Surg. **47**：303-309, 2001.
5) 西内 徹ほか：超音波メスを用いた腋臭症の治療. 形成外科. **35**：971-979, 1992.
6) Chung, S., et al.：Ultrasonic surgical aspiration with endoscopic confirmation for osmidrosis. Br J Plast Surg. **53**：212-214, 2000.
7) Holcomb, J. D.：Facelift adjunctive techniques：skin resurfacing and volume contouring. Facial Plast Surg Clin N Am. **17**：505-514, 2009.

III 腋臭症・多汗症を治す

❷ 外科的治療 交感神経遮断術

緒 言

　交感神経遮断術による腋窩多汗症の治療は手掌多汗症の場合と比較して結果に対する満足度が低いとされるが，術前のカウンセリングと適切な患者・術式選択により同手術は腋窩多汗症においても有用な治療の選択肢となる．本項ではエビデンスに基づいた手術適応の決定と手術の実際につき詳述する．

多汗症と胸部交感神経遮断術

　（原発性）多汗症は顔面や頭部，手掌，腋窩，そして足底などの局所に生理的範囲を超えて多くの発汗がみられる病態である．過剰な発汗の病態生理としてコリン作動性交感神経線維によるエクリン汗腺の過剰刺激が重要であるとされており，1920年代から胸部交感神経幹の切断により上半身の発汗が減少することが知られている．多汗症の治療としての胸部交感神経遮断術は1990年代以降の胸腔鏡下手術の普及とともに一般化し，現在，胸腔鏡下胸部交感神経遮断術は手掌多汗症の有効で安全性の高い治療法として広く認識されている．近年，手掌多汗症における有効率と患者満足度はともに90%以上と安定した手術成績が示され[1]，同手術の最も良い適応疾患と言える．以前は手掌多汗症での良好な治療成績と比較して腋窩多汗症では有効率が劣り，さらに胸部交感神経遮断術の最大の副作用である代償性発汗（後述）が顕著にみられるために同術式は腋窩多汗症に適応すべきでないとする意見がみられた[2]．現在は治療成績が向上して，より推奨される術式であると言えるが，これは近年の丁寧な患者・術式選択に負うところが大きいと思われ，再度，このことの重要性を強調しておきたい．

腋窩多汗症における交感神経遮断術の適応の決定

　胸部交感神経遮断術の良い適応は原発性，限局性の多汗症であり，それ以外の病態（全身性，続発性多汗症，表III-13[3]）をまず除外しなければならない．その他に肥満は全身多汗をきたしやすいためBMI≦25が限局性多汗症治療の適応の目安の一つとされる．局所性多汗症の診断基準としては局所的に過剰な発汗が6か月以上認められ，かつ若年（25歳以下）発症であること，対称性の発汗であること，睡眠中は発汗が止まっていることなどが挙げられる[4]．

　交感神経遮断術を腋窩多汗症の治療に適応するに当たっては腋窩部特有のエクリン汗腺とアポクリン汗腺の混在する解剖学的特徴を念頭に置く必

表III-13. 続発性多汗症の原因

全身性
　薬剤性，薬物乱用，循環器疾患，呼吸不全，感染症，悪性腫瘍，内分泌・代謝疾患（甲状腺機能亢進症，低血糖，褐色細胞腫，末端肥大症，カルチノイド腫瘍），神経学的疾患（パーキンソン病）
局所性
　脳梗塞，末梢神経障害，中枢または末梢神経障害による無汗から起こる他部位での代償性発汗（脳梗塞，脊椎損傷，神経障害，Ross syndrome）
　Frey syndrome, gustatory sweating, エクリン母斑
　不安障害，片側性局所性多汗（例：神経障害，腫瘍）

（田中ら（2010）[3]より抜粋）

要がある．アポクリン発汗は体温調節にはあずからない一方，精神性発汗の機序によりフェロモン臭の元となり腋臭症の発症と深く関連している．エクリン発汗と同様にコリン作動性物質（およびカテコラミン）による制御を受けるが，交感神経線維による直接的な支配ではなく，プリン作動性物質も関与する体液作用を介した機序によると考えられており，発汗のメカニズムは複雑で不明な点が多い．腋窩多汗と腋臭の相互関連に関しても一定の見解はない．過剰なエクリン発汗により生じる湿潤環境がアポクリン汗腺分泌物の腋臭臭の発生を促進する，とする意見が一般的であるが，多くのエクリン発汗によりアポクリン汗腺分泌物が希釈され，腋臭臭は生じにくくなるとの考えもある．さらには腋窩には第3の汗腺であるアポエクリン汗腺が存在する．アポエクリン汗腺は思春期においてエクリン様前駆腺組織から発生し，in vitroの観察ではエクリン汗腺の7倍の発汗量を示したとされる[5)6)]が腋窩多汗症の発症および交感神経遮断の治療効果における位置づけは明らかでない．

腋臭症に交感神経遮断術を適応することは一般的ではないが，多汗症との併発症例を含め，報告は散見される．Hsia[7)]らは腋臭症を主訴とした262名に対して交感神経遮断術を行った．70%の患者で腋臭臭の著明な改善がみられたとして筆者は交感神経遮断術を腋臭症に対する有効な治療法であると結論した．また，Coelho[8)]らは腋窩多汗症で交感神経遮断術を行った患者で腋臭症を合併したものの95.4%で腋臭症状の改善もしくは治癒が得られたと報告した．一方，Kao[9)]らは腋臭症を呈する108名に対する交感神経遮断術の治療成績を報告したが，多汗症を伴わない腋臭症単独患者での治療に対する満足度は52.4%と低く，腋窩や手掌の多汗症を併発する患者に手術適応を限定することを推奨している．このように腋臭症に対する交感神経遮断術の有効性に関してはいまだ一定した見解はない．

一方，腋臭症を伴わない腋窩多汗症に対する交感神経遮断術の治療成績は近年，向上していると言える．初期の胸腔鏡下交感神経遮断術においては手掌多汗症の治療として第2肋骨頭レベル（以下，T2レベル）を含めて神経を遮断することが一般的であり，腋窩や足底の多汗に対しては追加的にその尾側の複数箇所で神経を遮断することが多く行われていた．この高位レベルを含めた複数肋間にまたがる交感神経遮断術は手掌多汗症に対する治療効果は高くとも，最大の副作用である代償性発汗の頻度と程度が高度であり，患者の満足度を下げることが大きな問題であった[2)]．2001年頃から手掌多汗症においてT2レベルを遮断せずとも治療効果は同等であり，代償性発汗は顕著に減らすことができるとした報告が相次いだ[10)11)]．さらに神経遮断部位が複数にわたると代償性発汗の程度が著しくなることが報告されるにつれ，各部位の限局性多汗症状に対して副作用を減らしつつ有効な治療効果を得るための術式選択が洗練されてきたと言える．近年発表された腋窩多汗症に対する交感神経遮断術の報告を表Ⅲ-14にまとめた．T4レベルを含めて神経遮断を行った報告が多く，それらの有効率は70%以上である．T3レベルを遮断した報告では有効率は同等程度だが代償性発汗が増える傾向があり，むしろT5レベルの遮断を追加，ないしは単独で行った報告で有効率が高く代償性発汗発生率が低い．近年，Society of Thoracic Surgeons(STS)[4)]，Spanish Society of Pulmonology and Thoracic Surgery (SEPAR)[12)]，および日本皮膚科学会[3)]から相次いで多汗症診療ガイドラインが発表されたが，腋窩多汗症に対しては各々，T4-5レベル(STS)，T4もしくはT4-5レベル(SEPAR)，T4レベル（日本皮膚科学会）での交感神経遮断を推奨している．

腋窩多汗は手掌多汗症と併発することが比較的多くみられる．手掌多汗症の治療においてはT3-4レベルでの交感神経遮断により非常に高率に優れた発汗抑制効果が得られるため広く行われていたが，代償性発汗は約9割の患者にみられ，1割においては高度であった[4)13)]．その後，2007年の

表Ⅲ-14. 腋窩多汗症に対する交感神経遮断術の治療成績

著者	年	症例数	手術手技	満足度	無効例	代償性発汗	代償性発汗（顕著なもの）
Hsu[25]	2001	40	T3, T4 切断	67%	32%	70%	―
Hsu[25]	2001	56	T4 切断	70%	30%	29%	―
Hsu[25]	2001	75	T4, T5 切断	86%	15%	29%	―
Kao[9]	2004	42	T3-4 切除	52.4%	21.4%		
Dewey[26]	2006	12	T4 切除	100%			0%
Chou[27]	2006	28	T5 ブロック	100%	0%	0%	
Weksler[1]	2007	74	T3, T4 切断	89.9%	9.4%	82%	6.7%
Munia[15]	2008	31	T3, T4 切断	―		87.1%	
Munia[15]	2008	33	T4 切除	―		48.5%	
Coelho[8]	2009	42	T3, T4 ブロック	92.9%	0%	78.6%	9.5%
Boscardim[28]	2011	118	T4-5 切除	88.1%	5.1%	65.2%	5.2%

Yang[14]ら，2008年のMunia[15]らや2009年のLiuらの前向き比較試験[16]においてT4単独レベルでの交感神経遮断は高い治療効果を保ちつつ，代償性発汗発生率は低く(Yang；7.1%，Munia；42%，Liu；56%)抑えられたと報告され，前述のガイドライン(SEPAR，日本皮膚科学会)においても孤立性手掌多汗症に対する推奨術式の一つとなっている．しかし，低い代償性発汗発症率と引き替えにT4単独レベルでの遮断はT3-4レベルでの遮断と比較して手掌の完全な乾燥が得られない(わずかに湿潤が残る)場合があるとの報告がある[4]．手掌の完全な乾燥は一方では乾燥過多として患者にとって不快に感じられることもあるため，一律に望ましいとは言えず，やはり手術前にコンサルテーションを十分に行い，患者の結果に対する満足が高い術式を選択したい．手掌と腋窩多汗症の併発例ではT4レベルでの交感神経遮断を基本とし，各症例での手掌および腋窩多汗の程度，代償性発汗や手掌の湿潤に対する許容性の程度を患者とよく検討したうえで追加遮断部位を判断して術式決定を行うことが望ましいと思われる．

手術手技

歴史的には傍脊椎部や鎖骨上窩，複数の開胸アプローチが報告されているが，手術の容易さと侵襲の少なさから現在はもっぱら胸腔鏡下アプローチが選択される．

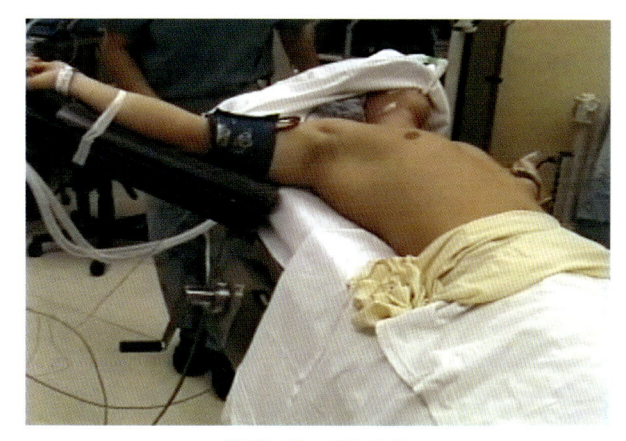

図Ⅲ-65. 手術体位
手術台の傾斜に対応できるよう適切に身体の固定，除圧を行う．

1. 体位と麻酔法および術野の展開

両側胸腔鏡下交感神経遮断術における患者体位は仰臥位で両側上肢を90°外転位とする．手術台を傾けて術側を上にした半側臥とし，逆トレンデレンブルグ位とすることで肺尖を尾側に落として術視野を確保する(図Ⅲ-65)．麻酔は全身麻酔で気管挿管を原則とする．胸腔鏡アクセスポートは2本で，頭側のポートから電気メスや超音波凝固装置など，尾側のポートから胸腔鏡を挿入して行

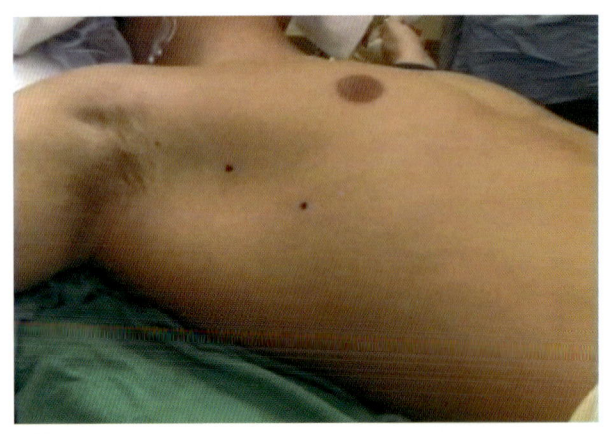

図Ⅲ-66. 胸腔鏡ポート挿入位置
本症例では第3肋間と第5肋間の各中腋窩線上より5mmポートを挿入した．より頭側（腋窩）にポートをおけば整容的に優れるが，皮下脂肪の厚い患者では胸腔までの距離が長くなりポートの挿入はやや困難となる．

うことが多い（図Ⅲ-66）．術側肺を虚脱させた分離肺換気を行うとわずかな肺尖の圧排操作で交感神経幹は鏡視可能となるが，交感神経幹のT4より尾側のレベルでは肺が視野を妨げることがある．この場合，細径のポートを追加して肺をさらに圧排するか，密閉式のポートを使用して胸腔内に二酸化炭素を7〜8cmHgの圧力を上限とした送気（人工気胸）を行う．筆者は後者の方法を用いて2本の径5mm胸腔鏡ポートアクセス下に手術を行っている．はじめに第2もしくは第3肋間中腋窩線上に径5mmの送気チャンネル付き密閉式ポートを挿入する．この際に前もって術側肺への換気を中断してポート挿入の際の肺損傷を予防したい．ここから胸腔鏡を挿入して胸腔内に癒着のないことを確認した後に二酸化炭素を胸腔内に送気する．胸腔鏡はいったん抜去する．続いて第4もしくは第5肋間中腋窩線上にもう一つの密閉式ポートを挿入してここから胸腔鏡を再挿入する．はじめにあけたポートはワーキングポートとしてここからフック形電気メスやサージカルクリップアプライアーを挿入する．筆者の経験では適切な体位をとって胸腔内への二酸化炭素送気を併用す

ると分離肺換気は必ずしも必要ではなく麻酔管理を簡素化できる利点もある．

2. 交感神経幹の遮断方法

交感神経遮断の方法は電気メスや超音波凝固装置による神経幹の単純切断（sympathicotomy），一定範囲の神経幹（交感神経節）の摘除または焼灼（sympathectomy），もしくは手術用クリップによる交感神経幹の遮断（clipping）の3つの方法が用いられる．2つの方法が組み合わされて行われることもある．術式の細かな工夫はあれ，異なった遮断方法を比較した研究において方法間の手術成績に明らかな差はなくいずれも同等に有効である[4)8)]．神経を単純切断する場合には十分に両側の切離断端を離して神経の再生を防ぐ必要がある．クリップによる交感神経遮断法では手術結果に不満足の場合に再手術によりクリップを取り除くことが可能である．筆者は患者とよく話をしたうえでいずれかの方法を選択している．筆者の行うクリップを用いた交感神経遮断術の方法は以下の通りである．はじめに交感神経の遮断レベルは治療効果，副作用発現に非常に重要であるため，誤らないよう術中に透視を用いて確認するようにしている．胸腔内からの第1肋骨の見え方は患者により差があり，熟練した術者でも肋骨レベルを見誤ることがあることに留意したい．はじめにフック型電気メスを用いて肋骨直下で目的とするレベルの交感神経幹上の壁側胸膜を切開する．続いて神経幹を全周性に剥離した後にここに5mm径のサージカルクリップアプライアーでクリップをかける．目的とする肋骨レベルの交感神経節を介した神経伝導を十分に遮断すべくはじめのクリップの尾側にもう一つクリップをかけるようにしている．複数肋間で遮断する場合はこれを繰り返して行う（図Ⅲ-67）．自験例では重度の代償性発汗などのために再手術によりクリップを除去した患者32名中15名で50％以上の代償性発汗の緩和効果がみられた[13)]．しかし，この効果はクリップ除去までの期間などの患者因子と関連がはっきりせ

ず，クリップ除去の効果発現は事前に予測しがたい．クリップの除去は不満足な治療結果に対するセーフティネットとはなり得ないと考えるべきである．

3. 閉胸と周術期管理

閉胸前に疼痛除去のために壁側胸膜の切開部に0.25%マーカイン10m*l*程度を滴下する．8Fのネラトンカテーテルを頭側のポート創から胸腔内に挿入して術野で水封とし，陽圧換気で術側肺をよく再膨張させて十分に胸腔内の脱気を行った後に通常はカテーテルを抜去する．反対側の手術終了までカテーテルを残しておけば，脱気不十分から術中に皮下気腫をきたす心配がない．両側の手術終了後に胸部単純X線写真で気胸の有無を確認する．肺に損傷のないわずかな気胸は数日で自然に軽快する．翌日まで入院のうえ観察した後に退院とする．

術後再発性多汗症

胸部交感神経遮断術後に多汗症状が再発する確率はおおむね10%以内と報告されている[13)17)～19)]．Rodriguez[19)]らは再発例の大多数が交感神経遮断術の6か月以降に発症したと報告したのと対照的に，Kim[18)]らは再発例全36例中27例（75%）が交感神経遮断術後3か月以内の術後早期に起こったと報告した．後者の観察ではクリップによる遮断術を行った後に再発した17例中11例でクリップの脱落がみられ，このことと早期再発との関連が疑われた．クリップを用いた術式では交感神経幹を全周性に剥離して十分な圧力で神経幹全体を圧挫することが必要としている．一方，手術後の期間が経ってからの再発の主因は切断した神経の再生であるとされる．この場合，経時的に再発率は増加し，切除する交感神経の長さに応じて再発率が下がることが報告されている[20)]．交感神経の単純切断を行う場合には十分に留意する必要がある．

腋窩多汗症では手掌多汗症と比較して交感神経遮断術後の再発率が高いとの報告が複数みられ

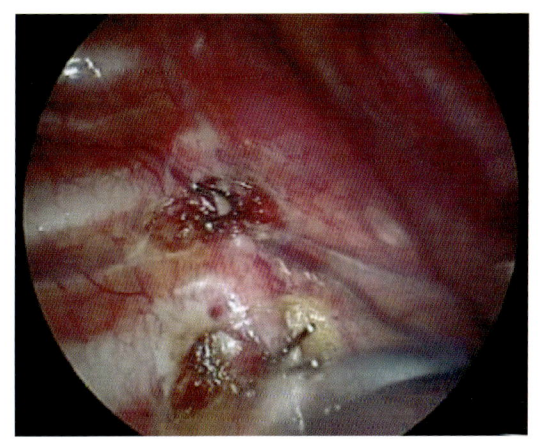

図III-67. 手術用クリップによる交感神経遮断術
第3，第4肋間において各2個のサージカルクリップで交感神経幹を遮断している．神経幹を全周性に剥離して神経の完全遮断を心がける．

る．de Campos[21)]らは腋窩多汗症患者の13.7%で術後再発を観察し，Rodriguez[19)]らは同患者群の28.5%で症状が再発したと報告した．一方，Munia[15)]らは64名の腋窩多汗症患者での観察で再発例はなかったと報告し，有効性を維持するために第4肋骨上縁と第5肋骨下縁で神経を切断したうえで第4交感神経節全体を十分に熱焼灼することが重要であると強調した．現時点で腋窩多汗症患者での交感神経遮断術後再発が多いことの機序に関して一定の見解はないが，腋窩における前述の複雑な発汗メカニズムと関連している可能性がある．手術を受ける患者の主訴が腋窩多汗の場合には，同部での症状の再発は直接満足度を下げる結果となるため，注意を要する．腋窩多汗症での再発のメカニズムと予防に関する更なるエビデンスの蓄積が待たれる．

再発例全般の治療としては交感神経の再遮断により高率に多汗症状の改善が得られる[18)]ことが報告されており，考慮される．

副作用と合併症

本来，Quality of Life（QOL）の向上を目的とした本手術において副作用や合併症の発生は極力回避したいところである．最大の副作用は代償性発

汗である．交感神経遮断術後に発症する躯幹や大腿への過度の発汗であり，程度が顕著であれば患者の満足やQOLを著しく損なう．その病因には交感神経遮断により減少した上半身の発汗量に対する体温調節を目的とした代償機序が考えられている．予防に関しては前述のごとく高位レベル（T2≫T3）での遮断を極力避けることと遮断箇所をなるべく狭く限定することの重要性が知られている．代償性発汗の治療には塩化アルミニウム外用液の使用や発汗の顕著な部位へのA型ボツリヌス菌毒素製剤の局注療法などが行われるが効果は限られている．遊離神経グラフトを用いた交感神経再生手術の報告[22]もあるが例外的な事象と考えるべきであろう．クリップを用いた交感神経遮断術の際のクリップ除去による代償性発汗の抑制作用に関しては前述のごとくである．味覚性発汗も稀に起こる副作用である．辛い，酸っぱいといった味覚刺激に反応して顔面に異常発汗がみられる現象で病因は不明である．交感神経遮断術後の発症率は0.1%以下とされる[4]．

Horner症候群は胸部交感神経遮断術の0.7〜3%に起こるとされる[4]．星状神経節は右側では交感神経幹のT2レベルより頭側にみられるが，左側では一部でT3レベルまでとやや尾側にみられることがある．高位レベルでの神経遮断ではこれを損傷しないよう十分に注意する必要がある．

交感神経遮断術後に持続性の徐脈傾向がみられることがある．通常は臨床的に問題にならないが，一方ではペースメーカーを要する高度徐脈の報告もあるため，術前安静時の分時心拍数が55以下の場合は注意し，術前に心機能の精査を行うことが推奨される．

手術後の手掌の乾燥過多も日常生活に支障をきたし，満足度を下げる場合がある．Chang[23]らはT4（8.6%）と比較してT2（36%）やT3（39.7%）レベルの交感神経遮断で起こりやすいとしている．

その他の稀な合併症としては気胸，出血，感染，乳糜胸，食道損傷などが報告されるが，発症率はいずれも1%以下と稀である[24]．

胸腔内の癒着は手術を困難にして出血や肺損傷の原因となる．諸家の報告では胸部交感神経遮断術を受ける患者の5%程度にみられる．癒着のある場合も胸腔鏡下手術に熟練した術者であればアクセスポートを増設して鏡視下に手術を完遂し得るが，手術侵襲が大きくなれば術後の新たな症状の出現によりQOLが損なわれることとなる．比較的高齢（40歳以上）の患者や肺炎などの炎症性肺疾患の既往のある患者では胸腔内癒着の存在するリスクは高くなるため，患者選択の段階で注意を要する．胸腔鏡下手術の既往があっても胸腔内癒着の程度は軽微なことが多いが，開胸手術の既往があれば胸腔内癒着は必至と考えるべきである．なお，クリップ除去のための再手術の際に胸腔内癒着がみられることはほとんどなく，比較的長期間経過した後の再手術でもクリップ除去は容易である．

結　語

交感神経遮断術による腋窩多汗症の治療は手掌多汗症の場合と比較して有効率や再発率の点で劣り，一般に治療に対する満足度が劣る．施行にあたっては腋臭症や他部位の多汗症の併発の有無をよく考慮して交感神経遮断術の適応と術式（遮断部位）選択を行うべきである．単独の腋窩多汗症に対してはT4またはT4-5レベルでの交感神経幹遮断術が遮断方法によらず推奨される．

（杉村裕志）

文　献

1) Weksler, B., et al.：Endoscopic thoracic sympathectomy—at what level should you perform surgery?—. Thorac Surg Clin. **18**：183-191, 2008.
2) Naumann, M., et al.：Treatment of axillary hyperhidrosis. Br J Surg. **89**：259-261, 2002.
3) 田中智子ほか：日本皮膚科学会ガイドライン　原発性局所多汗症診療ガイドライン．日皮会誌．**120**：1607-1625，2010.
4) Cerfolio, R. J., et al.：The Society of Thoracic Surgeons expert consensus for the surgical

treatment of hyperhidrosis. Ann Thorac Surg. **91**：1642-1648, 2011.
5) Sato, K., et al.：Morphology and development of an apoeccrine sweat gland in human axillae. Am J Physiol. **252**：R166-180, 1987.
6) Sato, K., et al.：Sweat secretion by human axillary apoeccrine sweat gland in vitro. Am J Physiol. **252**：R181-187, 1987.
7) Hsia, J. Y., et al.：Outpatient thoracoscopic sympathicotomy for axillary osmidrosis. Eur J Cardiothorac Surg. **24**：425-427, 2003.
8) Coelho Mde, S., et al.：T3T4 endoscopic sympathetic blockade versus T3T4 video thoracoscopic sympathectomy in the treatment of axillary hyperhidrosis. Ann Thorac Surg. **88**：1780-1785, 2009.
9) Kao, T. H., et al.：Upper thoracic sympathectomy for axillary osmidrosis or bromidrosis. J Clin Neurosci. **11**：719-722, 2004.
10) Lin, C. C., et al.：Lin-Telaranta classification—the importance of different procedures for different indications in sympathetic surgery—. Ann Chir Gynaecol. **90**：161-166, 2001.
11) Reisfeld, R., et al.：Endoscopic thoracic sympathectomy for hyperhidrosis—experience with both cauterization and clamping methods—. Surg Laparosc Endosc Percutan Tech. **12**：255-267, 2002.
12) Moreno Balsalobre, R., et al.：Guidelines on surgery of the thoracic sympathetic nervous system. Arch Bronconeumol. **47**：94-102, 2011.
13) Sugimura, H., et al.：Thoracoscopic sympathetic clipping for hyperhidrosis—long-term results and reversibility—. J Thorac Cardiovasc Surg. **137**：1370-1376；discussion 1376-1377, 2009.
14) Yang, J., et al.：T3／T4 thoracic sympathictomy and compensatory sweating in treatment of palmar hyperhidrosis. Chin Med J.（Engl）**120**：1574-1577, 2007.
15) Munia, M. A., et al.：Sustained benefit lasting one year from T4 instead of T3-T4 sympathectomy for isolated axillary hyperhidrosis. Clinics（Sao Paulo）. **63**：771-774, 2008.
16) Liu, Y., et al.：Surgical treatment of primary palmar hyperhidrosis—a prospective randomized study comparing T3 and T4 sympathicotomy—. Eur J Cardiothorac Surg. **35**：398-402, 2009.
17) Gossot, D., et al.：Long-term results of endoscopic thoracic sympathectomy for upper limb hyperhidrosis. Ann Thorac Surg. **75**：1075-1079, 2003.
18) Kim, D. H., et al.：Video assisted thoracoscopic re-sympathetic surgery in the treatment of re-sweating hyperhidrosis. Eur J Cardiothorac Surg. **27**：741-744, 2005.
19) Rodriguez, P. M., et al.：Side effects, complications and outcome of thoracoscopic sympathectomy for palmar and axillary hyperhidrosis in 406 patients. Eur J Cardiothorac Surg. **34**：514-519, 2008.
20) Lin, T. S., et al.：Transthoracic endoscopic sympathectomy in the treatment of palmar hyperhidrosis—with emphasis on perioperative management（1,360 case analyses）. Surg Neurol. **52**：453-457, 1999.
21) de Campos, J. R., et al.：Quality of life, before and after thoracic sympathectomy—report on 378 operated patients—. Ann Thorac Surg. **76**：886-891, 2003.
22) Telaranta, T.：Secondary sympathetic chain reconstruction after endoscopic thoracic sympathicotomy. Eur J Surg Suppl. **580**：17-18, 1998.
23) Chang, Y. T., et al.：Treatment of palmar hyperhidrosis：T（4）level compared with T（3）and T（2）. Ann Surg. **246**：330-336, 2007.
24) Krasna, M. J.：Thoracoscopic sympathectomy. Thorac Surg Clin. **20**：323-330, 2010.
25) Hsu, C. P., et al.：Experiences in thoracoscopic sympathectomy for axillary hyperhidrosis and osmidrosis—focusing on the extent of sympathectomy—. Arch Surg. **136**：1115-1117, 2001.
26) Dewey, T. M., et al.：One-year follow-up after thoracoscopic sympathectomy for hyperhidrosis—outcomes and consequences—. Ann Thorac Surg. **81**：1227-1232；discussion 1232-1233, 2006.
27) Chou, S. H., et al.：The importance of classification in sympathetic surgery and a proposed mechanism for compensatory hyperhidrosis—experience with 464 cases—. Surg Endosc. **20**：1749-1753, 2006.
28) Boscardim, P. C., et al.：Thoracic sympathectomy at the level of the fourth and fifth ribs for the treatment of axillary hyperhidrosis. J Bras Pneumol. **37**：6-12, 2011.

診断・治療の工夫　私のこだわり

固定法の工夫

　近年，腋臭症は日帰り手術が増加しており，手術後の血腫形成，皮弁壊死などの合併症を予防するためには創部の安静，すなわち安定した創固定がより重要となっている[1〜3]．ガーゼによる圧迫固定などと比し，確実性の高いタイオーバー固定を従来行っていたが，この方法には固定糸による痛みや瘢痕形成・色素沈着，ドレーン抜去時や創部を観察するためにはタイオーバー固定を外さねばならないことなど諸問題があった．そこで我々はスポンジ（レストン®，3M社）による簡易で固定性の高い方法を考案したので紹介する．

　【方　法】腋窩の大きさは様々であるため，術前にそれぞれの患者に合わせたスポンジを作成しておく．腋窩が深い場合や有毛部が広く，広範囲の圧迫を要する場合などでもスポンジならば二段重ねにすることや，大きくデザインすることで対応が容易である（図Ⅲ-68-a）．手術終了後の処置手順は，まず軟膏を塗布し，その上にシリコンガーゼ，綿ガーゼ，あらかじめ患者の腋窩に合わせ作成しておいたスポンジを順に置き（図Ⅲ-68-b, c），患者を座位にした後に弾性テープ固定を行うだけである（図Ⅲ-68-d）．この固定法の注意点は①仰臥位では安定したテープ固定が行いにくく，圧迫が不十分となる可能性があるため必ず座位にて固定すること，②テープ固定前に皮膚の弱い患者の場合は皮膚炎の予防目的に，皮膚保護材を塗布した後，弾性テープにて創部に適度な圧迫がかかるように固定を行うこと，③ドレーンを留置しない場合，創部の開放は1週間後となるため，帰宅後のテープ剝れを予防する目的で，弾性テープ周囲をさらにテープ固定しておくこと，④固定を行った後，手や腕にしびれや痛みがないことを確認し固定処置を終了することなどである．この固定方法はスポンジを使用することで様々な大きさの腋窩範囲を適切に圧迫することにより，タイオーバー固定と同程度の固定力を得ることができるとともに，簡便で安価な方法であり，日帰り手術にも適応した方法である．

（井上義一）

引用文献

1) Tung, T. C., et al.：Excision of subcutaneous tissue for the treatment of axillary osmidrosis. Br J Plast Surg. **50**：61-66, 1997.
2) Wu, W. H., et al.：Surgical treatment of axillary osmidrosis；An analysis of 343 cases. Plast Reconstr Surg. **94**：288-294, 1994.
3) 宮本英子ほか：腋臭症におけるイソギンチャク型タイオーバー固定法．形成外科．**53**：1028-1030，2010．

診断・治療の工夫 私のこだわり

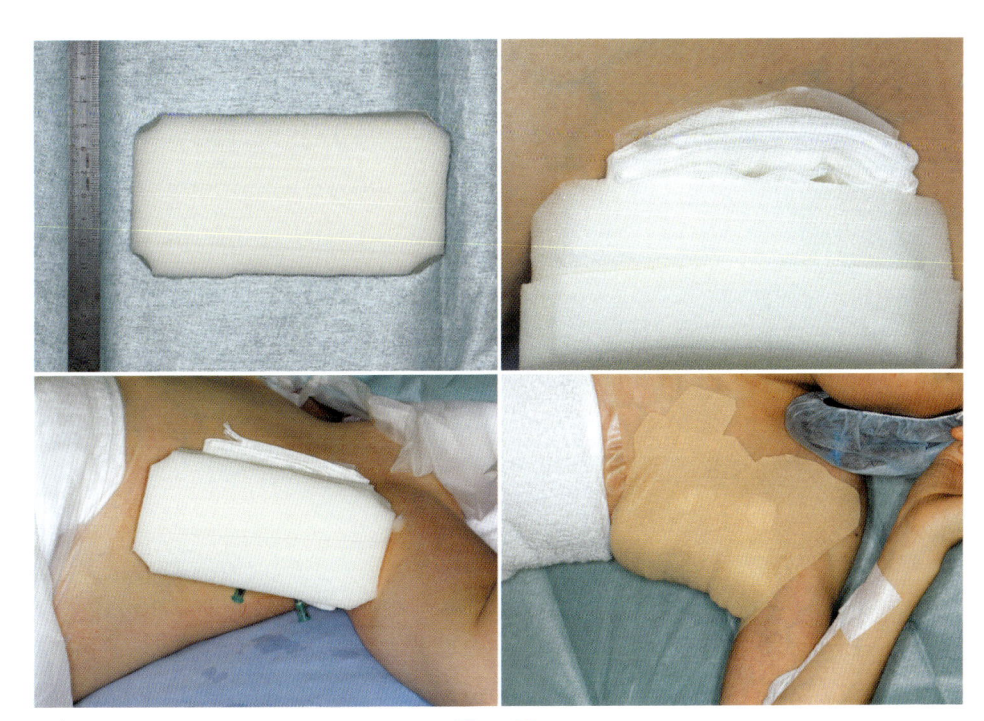

図Ⅲ-68.
a：患者の大きさにデザインしたレストン®
b：軟膏・ガーゼ・レストン®の順で固定
c：正面
d：座位にて弾性テープで固定

診断・治療の工夫 私のこだわり　固定法の工夫

診断・治療の工夫
私のこだわり

ローラークランプ法

Ⅰ．はじめに

　現在，腋臭症・多汗症に対する外科的治療は多岐にわたるが，その中でも傷跡が少なく短時間で治療が可能な吸引法にこだわった治療法として本法（日本医科大学形成外科学教室　佐藤和夫先生：考案）を紹介したい．

Ⅱ．器械の説明

　本器械は，ローラーポーションと吸引ポーション，グリップポーションにより構成され，クランプ時，このローラーポーションのローラーが吸引ポーションの吸引孔に一致して落ち込む構造体である（図Ⅲ-69）．

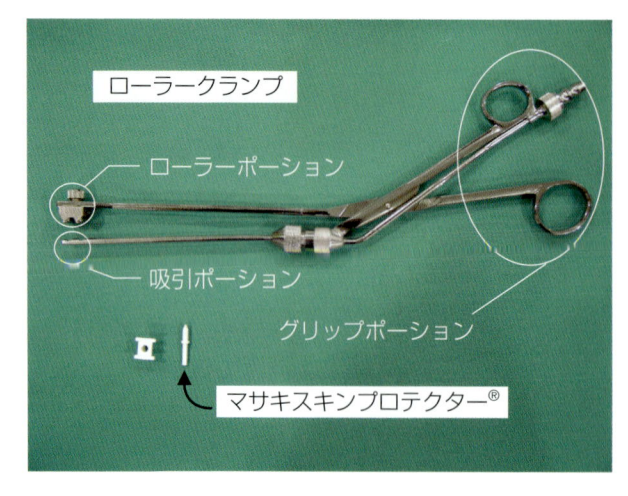

図Ⅲ-69．
ローラークランプ
ローラーポーション，吸引ポーション，グリップポーションで構成される．

Ⅲ．基本概念

　通常の吸引法であれば，効果のある層（図Ⅲ-70：＊1）とされる狭部毛鞘管（内毛根鞘と外毛根鞘接合部）までの処理は不可能であったが，本法は吸引孔に皮膚外側からローラーで皮膚を挟み込むことにより有効なレベルまでの剥離吸引を可能にした方法である．つまり，吸引法でありながら永久脱毛とアポクリン汗腺の再生のないレベルまでの処置を可能にした方法である．

診断・治療の工夫 私のこだわり

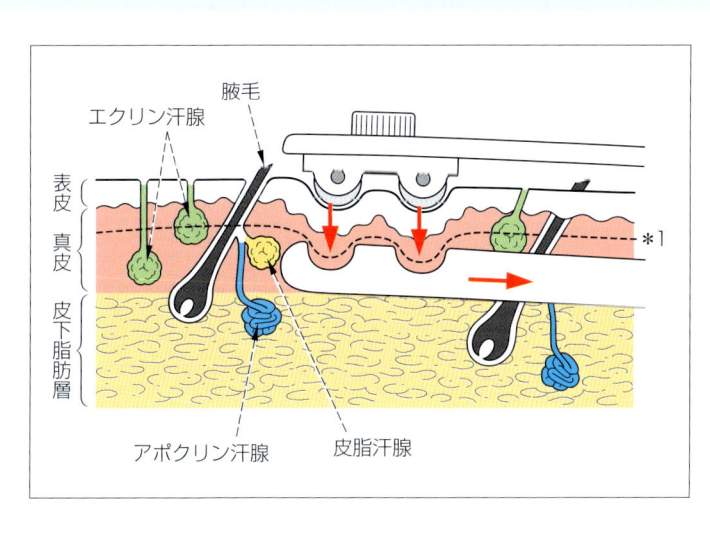

図Ⅲ-70.

Ⅳ. 手 技

1) まず，術野(腋毛部)より，やや末梢側に局所麻酔後，約5 mm の皮膚切開を加えマサキスキンプロテクター®(No.40)を装着する．
2) トゥーメセント溶液*2 40〜50 mlを皮下注入し膨らませ，創部と皮下脂肪層の間をハイドロダイセッションする．(*2 0.1%キシロカイン，0.16% NaCO₃(メイロン)，50万倍エピネフリン)
3) 次に，手術介助者に胸部側より術野の皮膚を広げた状態にしてもらう．
4) φ3.5 mm の吸引管を使用し，皮下脂肪層との間を剝離吸引する．
5) その後，ローラークランプを使用し皮膚を張った状態で腋毛が抵抗なく抜ける層を目安にし，注意深く剝離吸引する．
6) 最後に，再びトゥーメセント溶液を使用し，内腔を洗浄吸引しスキンプロテクターを除去後，切開孔を 6-0 ナイロン糸で皮内縫合し終了する．
7) 術後圧迫は，タイオーバーは行わず，スポンジとテープ(エラテックス)による簡易圧迫で良い．

Ⅴ. 考 察

　本来，吸引法では腋毛および汗腺再生のないレベルとされる毛包幹細胞の存在する立毛筋付着部バルジ付近までの処理，つまり狭部毛鞘管(内毛根鞘と外毛根鞘接合部)レベルまでの剝離吸引は不可能であったが，本法の使用によりそれが可能になった．

診断・治療の工夫 私のこだわり

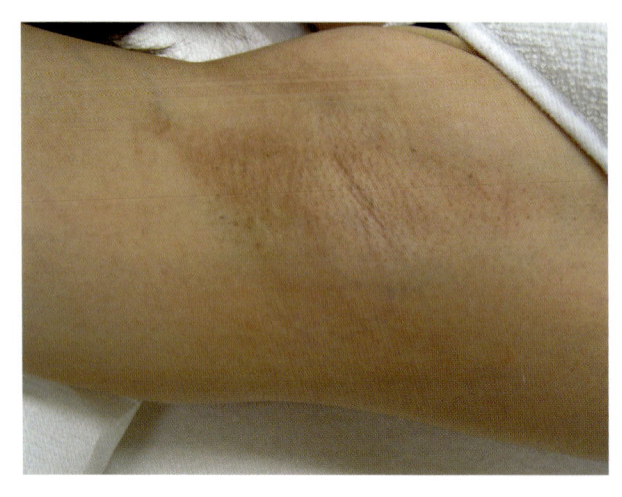

図Ⅲ-71.
術後5か月
腋毛の再生はみられない.

　また，稲葉法との相違点としては，本法が吸引法なのに対して，稲葉法は刃を使った剪除法である．つまり本法は，皮下索状組織ならびに真皮血管網をある程度温存できるため，術後固定もテープやスポンジなどを使用した簡便な圧迫ですむという利点もある．
　傷跡についても，本来吸引法は切開法と比べ小さい傷跡ですむ利点があるが，これについてもマサキスキンプロテクター®を使用することにより，さらに傷跡を目立たなくすることが可能になった．

（真﨑信行，高田章好）

文　献

1) 真﨑信行：次世代ワキガ多汗症治療法．冬青社，2006．
2) 佐藤和夫："New surgical traetment of axillary bromidrosis". 大韓美容外科學會．7．2002．
3) 船倉豪志：脂肪吸引手術における切開部の保護—Masaki Skin Protector を用いて—．日美会誌．**45**：332-336，2009．
4) Lista, F., Ahmad, J.：Power-assisted liposuction and the pull-througt technique for the treatment of gynecomastia. Plast Reconstr Surg. **121**：740-747, 2008.

診断・治療の工夫　私のこだわり

試験切開

　腋臭の診断法には，官能検査，身体所見，遺伝子診断などがある．最も確実な方法は，腋臭の原因である皮下のアポクリン汗腺を直視下に確認する「試験切開」である．腋の中央部を麻酔下に数 mm 切開し，アポクリン汗腺の量と大きさを直に確かめれば「あるかないか」，「どの程度あるのか」，「大きさはどのくらいか」など，一目瞭然に判定され「確定診断」と同時に「強度診断」も可能である．その時，患者自身でも鏡で皮下の状態を自覚的に確認してもらうと「自己診断」ともなる．さらに，手術で摘出した他の患者のアポクリン汗腺とを比べると「比較診断」ともなる．このように「論より証拠」を見ることで，患者自身が「ワキガか否か」，「どの程度のワキガか」を実感的に知ることができ，腋臭でないことを確証した場合には悩みの解消になり，腋臭であれば治療の道が開ける．

　実際の臨床では官能検査や身体所見が明らかに腋臭である人に行われることは少ない．むしろ，自己臭的に「ワキガではないか」と悩んでいる人や，手術の適応でない軽度の人が「強度ではないか」と悩んでいる場合に応用される．試験切開は，腋臭を確定する診断法というよりも，「ワキガでない」ことを証明する「除外診断法」といってよい．特に効果を発揮するのは，手術後に「治っていない」と訴える人の「否定的診断」である．自己臭の人が「まだ臭う」と訴えた場合，本人にとっては「臭っている」のは事実であるので，どのような言葉による医学的説得も無効である．しかし，試験切開をして，アポクリン汗腺があるかどうかを患者自身で確認するなら「百聞は一見に如かず」である．自分の目で見て，現実にアポクリン汗腺がなければ「完治している」ことを納得でき，自信を持つことができる．試験切開は診断法としてだけでなく「悩みの解消法」としても有効である．

（五味常明）

文　献

1) 五味常明：体臭恐怖．100-102，ハート出版，2006．
2) 五味常明：デオドラント革命．223-226，ハート出版，2004．

Ⅳ. 最新腋臭症・多汗症診療と展望

IV 最新腋臭症・多汗症診療と展望

1 腋臭症の遺伝子診断

はじめに

　腋臭症は，臭気という病因の本態が主観的感覚に依存することから，病識を持つものに感覚的あるいは精神的異常がある場合は説明が困難である．腋臭症の診断に客観的要素を加味するものとして，足立による黒人はもとより西洋人に特徴的な腋臭に関する研究がある[1,2]．足立は，西洋人の腋窩に肥大したアポクリン汗腺が存在すること，同じくアポクリン汗腺が存在する外耳道において湿性耳垢が認められることを腋臭に結びつけた[1,2]．これらアポクリン汗腺の形態的および機能的違いを促す原因遺伝子が同定されれば，腋臭症を惹起する客観的証拠，すなわち体質に関する遺伝子診断が可能となる．本項では，腋臭症の遺伝性および耳垢型との関連，耳垢型を決める *ABCC11* 遺伝子の発見，さらに遺伝子の一塩基多型（single nucleotide polymorphism；SNP）診断を簡便かつ迅速に検出可能としたSmartAmp法を紹介する．

腋臭症の遺伝的背景と耳垢型

　腋臭症は家族発生がみられることから，共通使用物を通じての細菌感染が主因と考えられたこともある[3]．しかし，腋臭を呈するものは組織学的にアポクリン汗腺の肥大と増生がみられるという，腺構造の形態的相違が報告されるようになった．Bangらによると腋窩における単位面積あたりのエクリン汗腺数には個体差はないが，エクリン汗腺数：アポクリン汗腺数の比をみると，腋臭を示さないものでは1：0.125に対し腋臭のあるものでは1：1.25と著明にアポクリン汗腺が増えていた[3]．この事実は既に足立が指摘したとおり，腋臭には遺伝性があり，肥大したアポクリン汗腺と湿性耳垢を伴う場合が多いということである．耳垢には湿性と乾性の2種類ありメンデル遺伝形式に基づき遺伝する[4]．湿性耳垢は俗名「あめみみ」，「あぶらみみ」と言われ，日本人の平均約16%に認められる[1]．Ouらによると腋臭症患者20人のうち17人（85%）に家族歴があり，20人（100%）すべてが湿性耳垢であった[5]．Yooらは問診による同様の調査を大規模に行い，腋臭症患者896人中842人（94%）に家族歴がみられ，860人（96%）に湿性耳垢を伴っていた[6]．さらにYooらはこの結果から，家族歴と耳垢型を基準とした治療方針を提唱した（図IV-1）．この中で「家族歴がなく湿性耳垢を呈しないものは腋臭症と診断しない」と結論づけたことは画期的と言える．

耳垢型を決定する遺伝子の探索

　Matsunagaは耳垢型が常染色体上の単一遺伝子に支配され，湿性耳垢が乾性耳垢に対して優性であることを報告した[4]．さらに興味深いことに，湿性耳垢には移行型が存在し，一見乾性と思われるも実は湿性とみなすべきだと述べている[7]．このことは，耳垢の判定が必ずしも容易ではないことを示している．遺伝子は一対の対立遺伝子（アレル）からなり，表現型として湿性耳垢となるアレルをW，乾性耳垢となるアレルをwとすると，W/WとW/wが湿性でw/wが乾性を呈する．耳垢型を決める遺伝子は，長崎大学・新川詔夫のグ

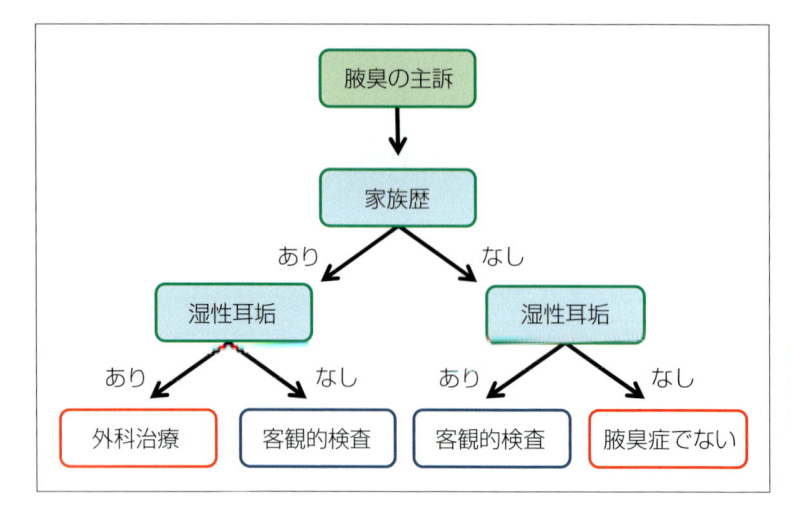

図IV-1.
家族歴と湿性耳垢を基準とした
腋臭症の診療方針
（文献6から引用）

ループにより精力的に探索された．2002年，Tomitaらは日本人の8家系，92人に対して連鎖解析法（linkage analysis）を用いた遺伝子マッピングの結果を報告した[8]．連鎖解析とは，家系を対象に位置情報が既知の遺伝子や遺伝子マーカーを指標として染色体上の遺伝子位置を絞る方法である．体細胞分裂では同じ染色体が複製され分配されるが，生殖細胞分裂（減数分裂）では相同染色体間に組換えを生じ，新たな染色体を産生する．組換え率が染色体上の2点間の距離が大きいほど高くなることを利用して標的部位の絞り込みを行う．これにより耳垢に関与する遺伝子は，16番染色体の16p11.2-16q12.1領域に特定された．2006年，Yoshiuraらは連鎖不均衡解析法（linkage disequilibrium analysis；LD）を用い，耳垢を決定する因子が ABCC11 遺伝子の一塩基多型（single nucleotide polymorphism；SNP）であることを同定した[9]．LDとは，組み換え率が組染色体上の2点間の距離に依存することに反し，強く連鎖する領域，すなわち連鎖が不均衡な領域を特定する方法である．このような領域はハプロタイプブロックと呼ばれ，組み換え率が極めて少なく歴史的に温存されている．Yoshiuraらは乾性耳垢の64人と湿性耳垢の54人を対象に，134のCAリピートマーカーを基にハプロブロックタイプ解析ソフトウェアを駆使して突きとめた[9]．この結果，湿性耳垢のアレルは ABCC11 遺伝子の538番目のヌクレオチドがグアニン（G）に対し，乾性耳垢ではアデニン（A）に変異しており（538G＞A），180番目の蛋白であるグリシン（Gly）がアルギニン（Arg）へと置換される（Gly180Arg）．また湿性耳垢のアレルはG/GまたはG/A，乾性耳垢はA/Aと表現される．

ABCC11 遺伝子のSNPと腋臭症の診断

これまで腋臭症の分子機構は謎に包まれていたが，耳垢型を決める ABCC11 遺伝子の発見により解析の糸口がついたと言える．アポクリン汗腺は，動物の外分泌腺の一様式で，耳垢腺，乳腺，大汗腺はこの分泌様式をとる．ABCC11 遺伝子にコードされた膜タンパク質は，アポクリン汗腺に発現して，ステロイド代謝物や様々な有機アニオンをアポクリン汗腺の内腔にむけて輸送するトランスポーターである[10)11]．ABCC11 遺伝子のSNP：538G＞A（Gly180Arg）がこのトランスポーター機能の有無を決定づけており，耳垢型の他にも腋臭[10)12)13]，乳癌リスク[11)14]，初乳の量[15]といった表現型を呈している．

Nakanoらは九州地区の形成外科クリニックで腋臭症と診断された79人と同地区のボランティア161人に対し ABCC11 遺伝子のSNPを調査したところ，腋臭症患者ではA/Aがわずか1人

(1.3%)であった[12](表IV-1).またボランティアにおけるSNP分布と比較して,腋臭症は湿性耳垢型(G/GおよびG/A)と極めて強い相関が認められた.Inoueらは愛知地区でボランティア68人と腋臭を主訴とした患者14人に対し,症状の自己申告,形成外科専門医による診断,ABCC11遺伝子のSNPを比較検討したところ,合計82人中7人において自己申告と診断の相違が認められた[13](図IV-2).7人のうち耳垢判定の違いが2人,腋臭症状の判定の違いが5人であり,最終診断では乾性耳垢型(A/A)に腋臭症はいなかった.興味深いことに,患者の1人は腋臭と湿性耳垢をともに思い込みにより信じていたが,SNP診断にてA/Aと判明し,自己臭妄想と考えられた.Inoueらはこれらの結果からABCC11遺伝子のSNPを基にした腋臭症の診断および治療に関するアルゴリズムを提唱した(図IV-3).

表IV-1. ボランティアと腋臭症患者におけるABCC11遺伝子のSNP分布

	ABCC11遺伝子のSNP			合計
	GG	GA	AA	
腋臭症患者(九州)	5	73	1	79
ボランティア(九州)	6	51	104	161
腋臭症患者(愛知県)	1	11	0	12
ボランティア(愛知県)	0	18	50	68

(九州は文献12,愛知県は文献13より引用)

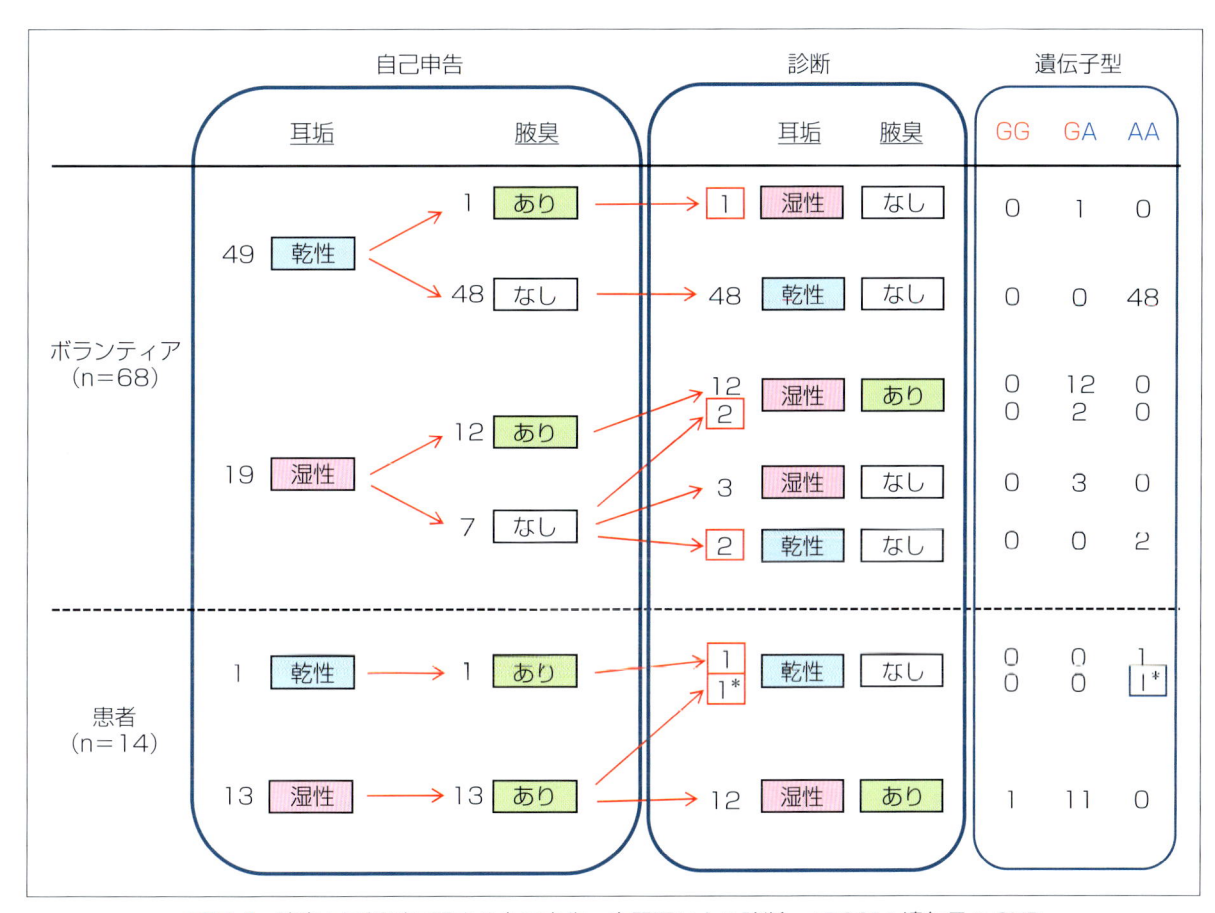

図IV-2. 腋臭と耳垢型に関する自己申告,専門医による診断,ABCC11遺伝子のSNP
(文献13から引用)
「診断」の欄で赤枠で囲まれた数字は,自己申告と専門医による診断に相違がみられたものを示す.
＊のついた患者の1例は自臭症と考えられた.

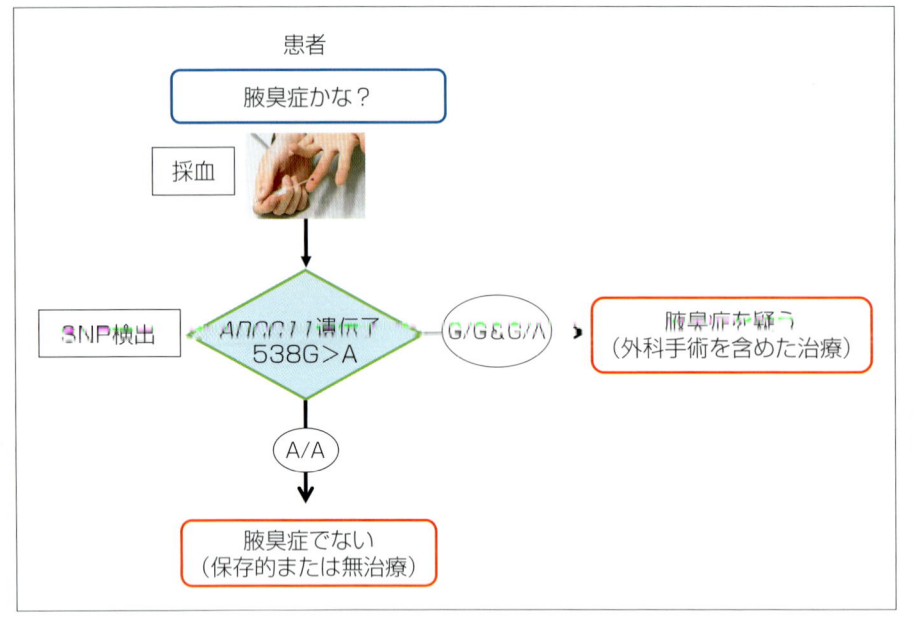

図Ⅳ-3.
腋臭症のスクリーニングとしての *ABCC11* 遺伝子の SNP（文献 13 より引用）
538A/A ホモ接合体の人は腋臭症でないと診断される．

Martin らはボランティア 25 人（G/G：7 人，G/A：7 人，A/A：11 人）より腋窩から汗を集めて分析を行った[16]．湿性耳垢型の汗（G/G および G/A）は，乾性耳垢型（A/A）に比して約 3 倍の蛋白量を有していた．また HMHA-Gln や 3M2H-Gln といった腋臭の前駆物質をみると，湿性耳垢型には全例検出されたが乾性耳垢型には検出されなかった．*ABCC11* 遺伝子が腋臭の起因物質合成・輸送に必須であるという生化学的機能を初めて提示した報告として大変重要と言える[17]．

SmartAmp 法

SNP の検出にはゲノム DNA 塩基配列解析をはじめ，PCR 法を基にした技術が多数用いられており，多くは 3 つのステップから構成されている．つまり，検体から DNA を抽出し，抽出した DNA のうち目的とする部位を増幅させ，最後に増幅産物中の目的 SNP を検出するというステップである．これら 3 つのステップを用いて SNP を検出する技術として代表的なものが PCR-RFLP がある．またさらに，Probe を用いたうえに自動化することでハイスループット検出を可能にした DNA チップによる解析などが挙げられる．しかし，これらの技術には前述の 3 つのステップが必要であり，操作が煩雑になるうえ，多くの時間を要する．

SmartAmp 法は，遺伝子型特異的なプライマーを用いて DNA 等温増幅を行う高速かつ簡便な SNP 検出技術として理化学研究所において開発された[18)～20)]．SmartAmp 法は，血液をアルカリ熱変性させた後，中等度好熱好酸菌 *Alicyclobacillus acidocaldarius*（*Aac*）由来の鎖置換活性を有する *Aac* DNA ポリメラーゼを用いて等温（60℃）で 30～40 分間 DNA 増幅させることにより遺伝子型（野生型ホモ，ヘテロ，または SNP ホモ接合体）を判定する新しい方法である．*ABCC11* 遺伝子の SNP：538G＞A（Gly180Arg）を検出するために，SmartAmp 法には 2 つの新技術が用いられている．まず，遺伝子の SNP を検出し，ミスマッチの DNA 増幅を抑える技術として 3′ 末端をアミノ化した CP（competitive probe）を用いる（図Ⅳ-4）．もう一つは，等温 DNA 増幅を実現するために，TP（turn-back primer），FP（folding primer），BP（boost primer），OP1，OP2（outer primer）という 5 種類のプライマーを用いる．主に DNA の等温増幅にかかわるのは TP と FP であ

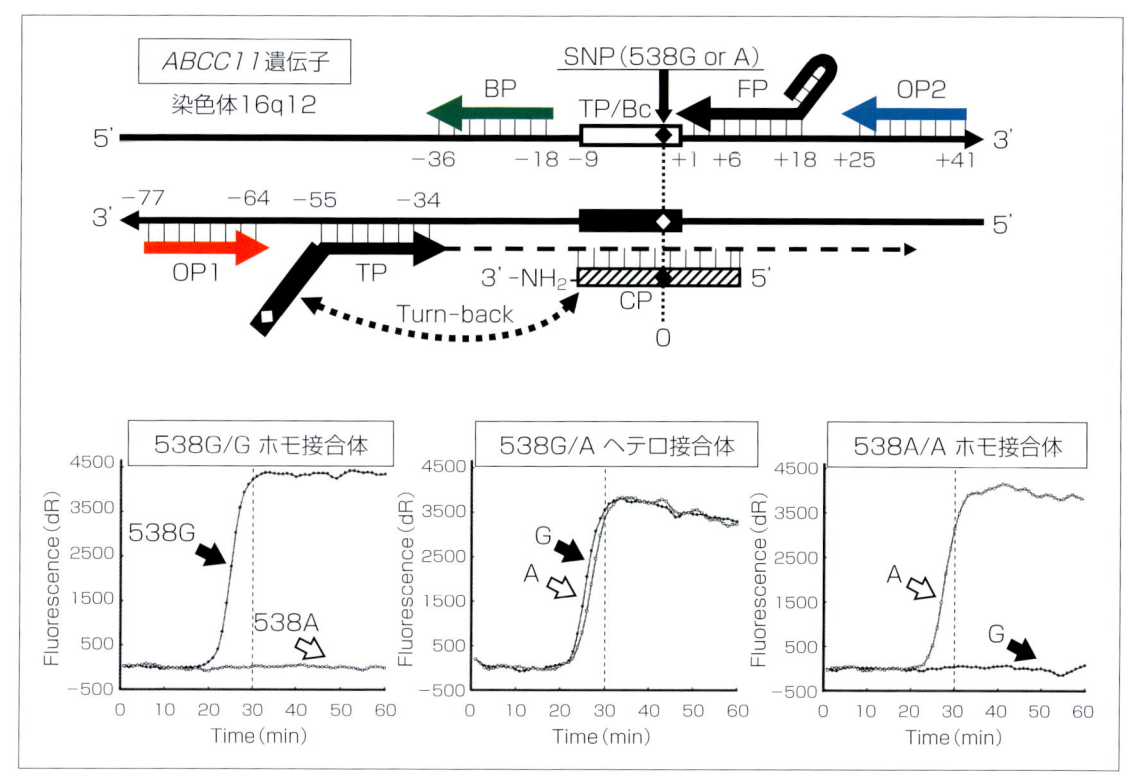

図IV-4. SmartAmp 法による *ABCC11* 遺伝子の SNP：538G＞A の検出
SmartAmp プライマーの認識部位（上段）と血液を用いた SmartAmp 法による検出（下段）

り，中間体1と2を形成する（図IV-5）．TP は 5'末端が図IV-5 中の配列 TP/Bc と相補的であり，TP から DNA が伸長した後，TP の折り返し部分がその DNA 鎖中に含まれる TP/Bc と同じ配列と二重鎖を形成（アニーリング）する．また，FP は 5'末端がヘアピン構造を形成するように設計されている．*Aac* ポリメラーゼは，TP と FP による増幅産物の 3'末端のヘアピン構造または折り返し構造を足がかりに，さらに DNA の 2 本鎖を剝がしながら新たな DNA 鎖を伸長してゆく．その際，中間体1と2の生成が必要不可欠である（図IV-5）．SmartAmp 法による等温 DNA 増幅反応では，この 2 つの中間体が連続的につながった DNA 増幅産物が生成され，それらはゲル電気泳動によって DNA ラダーとして観測される（図IV-6）．SmartAmp 反応混液中に SYBR® Green を入れておくと，DNA 鎖の伸長とともに SYBR®

Green 分子が DNA の 2 重鎖の中に介入していって強い蛍光を発する．その蛍光強度を測定することによって，図IV-4 に示されるように，SNP（538G＞A）に関して G/G のホモ接合体，G/A のヘテロ接合体，A/A のホモ接合体を的確に検出することができる[10,20]．

DNA の抽出と DNA の増幅による SNP 検出という 2 つのステップで構成される SNP 検出法には，他に Allele Specific PCR 法や TaqMan Probe 法が知られている[19]．これらの技術は PCR 法による増幅後に，増幅産物を解析する必要がないため，操作が簡便であることに加え，増幅反応チューブを開閉する必要がなく PCR 産物の操作時におけるコンタミネーションのリスクが排除されるという利点がある[19]．しかし，これらの技術はいずれも PCR 法が基盤となることに変わりはなく，DNA 抽出ステップとリアルタイム PCR 装置な

1．腋臭症の遺伝子診断　　119

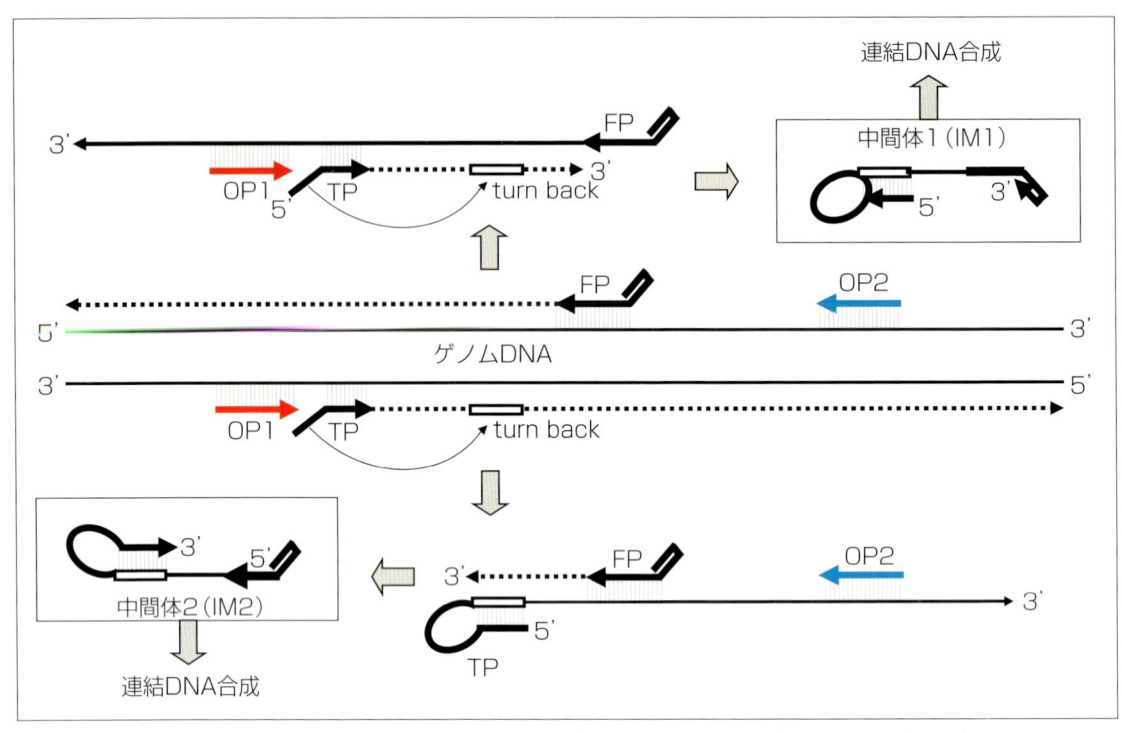

図Ⅳ-5. SmartAmp法の等温DNA増幅反応における中間体の生成とそのメカニズム

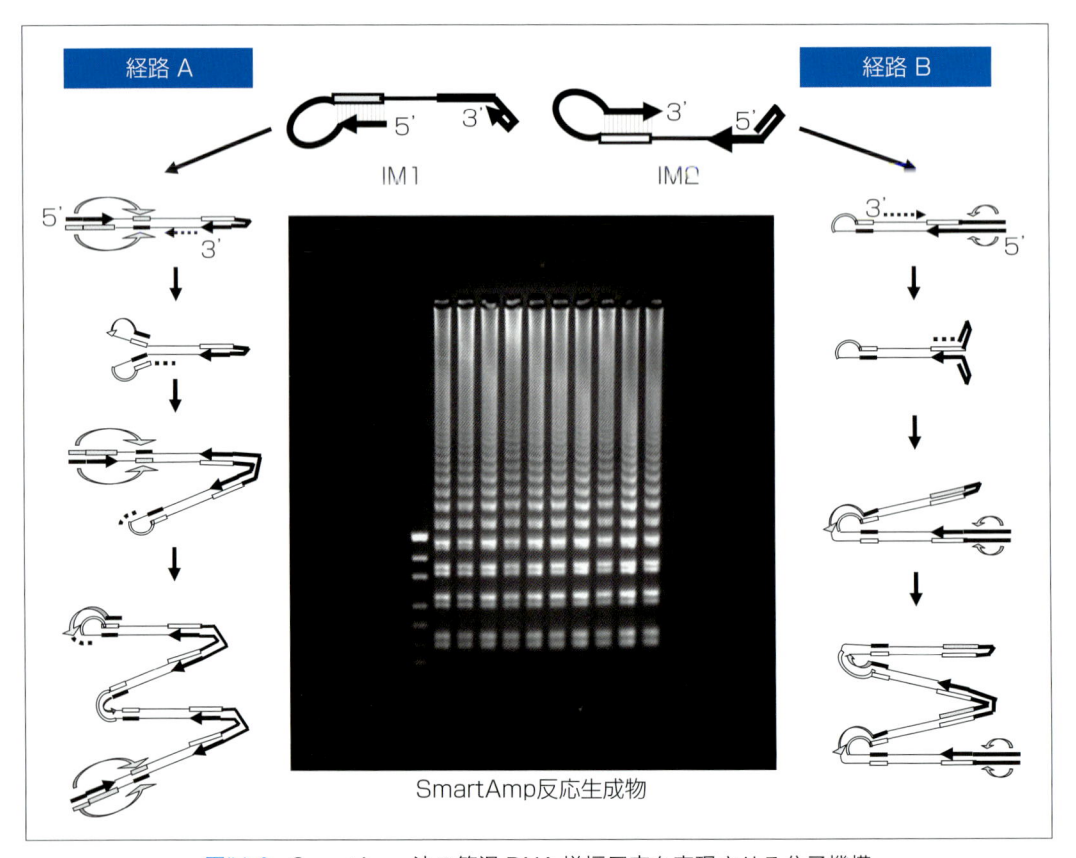

図Ⅳ-6. SmartAmp法の等温DNA増幅反応を実現させる分子機構

どの特殊な機器が必要である．この課題を克服するために我々は，操作が簡便でエンドポイントの蛍光測定のみで遺伝子型を判定できる新規装置を開発した．SmartAmp法に基づく蛍光測定には，CCDカメラを用いて行い，シグナルをデジタル化する方法を採用した．このことにより装置の価格を低下させることが可能になった．蛍光シグナルに適切な判定基準を設けて，ターゲットとする遺伝子多型の野生型とSNP型を自動的に判別するようにした[19]．よって臨床医が簡単にSNP検出を行って，腋臭症等の診断を下すことができる．もともとSmartAmp法は，血液をアルカリ熱変性させた後，その検体を直接用いて（DNA抽出なしに）SNP検出することができる画期的方法なので，当該新規装置を導入することによって遺伝子診断がさらに迅速かつ簡便になる．

おわりに

近年，次世代シークエンス解析装置の開発やゲノムワイド連関解析（GWAS）の進展によって，数多くの遺伝子多型や変異が疾患リスクや薬物副作用の原因と関係していることが迅速に解明されつつある．現在，遺伝子多型情報を活用することによって「個別化医療」への道が拓かれつつある．腋臭症の外科手術前診断において，SmartAmp法による *ABCC11* 遺伝子のSNP検出を行うことは，診断の客観性の向上につながると考えられ，患者さんへのカウンセリングの補助手法として「個別化医療」の第一歩になるであろう．

謝 辞

SmartAmp法による *ABCC11* 遺伝子のSNP検出は，五味常明院長（五味クリニック），林崎良英博士とAlexander Lezhava博士（理化学研究所オミックス基盤研究領域）および長倉 誠氏と深見剛明氏（バイオテック株式会社）との共同研究である．本研究は，JST先端計測分析技術・機器開発事業「世界最速SNP診断装置の開発」の援助を受けて実施された．

（坂井靖夫，石川智久）

文 献

1) 足立文太郎：日本人體質之研究．萩原星文館，東京，1944.
2) Adachi, B.：Das Ohrenschmalz als Rassenmerkamal und der Rassengeruch（'Achselgeruch'）nebst dem Rassenunterschied der Schweissdrusen. X Rassenk. **6**：273-307, 1937.
3) Bang, Y. H., Kim, J. H., Paik, S. W., Park, S. H., Jackson, I. T., Lebeda, R.：Histopathology of apocrine bromhidrosis. Plast Reconstr Surg. **98**：288-292, 1996.
4) Matsunaga, E.：The dimorphism in human normal cerumen. Ann Hum Genet. **25**：273-286, 1992.
5) Ou, L. F., Yan, R. S., Chen, I. C., Tang, Y. W.：Treatment of axillary bromhidrosis with superficial liposuction. Plast Reconstr Surg. **102**：1479-1485, 1998.
6) Yoo, W. M., Pae, N. S., Lee, S. J., Roh, T. S., Chung, S., Tark, K. C.：Endoscopy-assisted ultrasonic surgical aspiration of axillary osmidrosis：a retrospective review of 896 consecutive patients from 1998 to 2004. J Plast Reconstr Aesthet Surg. **59**：978-982, 2006.
7) 松永 英：耳垢型の多型減少とその人類學的意義．人類學誌．**67**：171-184，1959.
8) Tomita, H., Yamada, K., Ghadami, M., Ogura, T., Yanai, Y., Nakatomi, K., Sadamatsu, M., Masui, A., Kato, N., Niikawa, N.：Mapping of the wet/dry earwax locus to the pericentromeric region of chromosome 16. Lancet. **359**：2000-2002, 2002.
9) Yoshiura, K., et al.：A SNP in the ABCC11 gene is the determinant of human earwax type. Nat Genet. **38**：324-330, 2006.
10) Toyoda, Y., et al.：Earwax, osmidrosis, and breast cancer：why does one SNP（538G>A）in the human ABC transporter ABCC11 gene determine earwax type? FASEB J. **23**：2001-2013, 2009.
11) Toyoda, Y., Ishikawa, T.：Pharmacogenomics of human ABC transporter ABCC11（MRP8）：Potential risk of breast cancer and chemotherapy failure. Anti cancer Agents Med. Chem. **10**：617-624, 2010.
12) Nakano, M., Miwa, N., Hirano, A., Yoshiura, K., Niikawa, N.：A strong association of axillary osmidrosis with the wet earwax type determined by genotyping of the ABCC11 gene. BMC Genet. **10**：42, 2009.

13) Inoue, Y., Mori, T., Toyoda, Y., Sakurai, A., Ishikawa, T., Mitani, Y., Hayashizaki, Y., Yoshimura, Y., Kurahashi, H., Sakai, Y.：Correlation of axillary osmidrosis to a SNP in the ABCC11 gene determined by the Smart Amplification Process (SmartAmp) method. J Plast Reconstr Aesthet Surg. **63**：1369-1374, 2010.
14) Ota, I., et al.：Association Between Breast Cancer Risk and the Wild-Type Allele of Human ABC Transporter ABCC11. Anticancer Res. **30**：5189-5194, 2010.
15) Miura, K., Yoshiura, K., Miura, S., Shimada, T., Tamasaki, K., Yoshida, A., Nakayama, D., Shibata, Y., Niikawa, N., Masuzaki, H.：A strong association between human earwax-type and apocrine colostrum secretion from the mammary gland. Hum Genet. **121**：631-633, 2007.
16) Martin, A., Saathoff, M., Kuhn, F., Max, H., Terstegen, L., Natsch, A.：A functional ABCC11 allele is essential in the biochemical formation of human axillary odor. J Invest Dermatol. **130**：529-540, 2010.
17) Preti, G., Leyden, J. J.：Genetic influences on human body odor：from genes to the axillae. J Invest Dermatol. **130**：344-346, 2010.
18) Mitani, Y., et al.：Rapid SNP diagnostics using asymmetric isothermal amplification and a new mismatch-suppression technology. Nat Methods. **4**：257-262, 2007.
19) Mitani, Y., Lezhava, A., Sakurai, A., Horikawa, A., Nagakura, M., Hayashizaki, Y., Ishikawa, T.：Rapid and cost-effective SNP detection method：Application of SmartAmp2 to pharmacogenomics research. Pharmacogenomics. **10**：1187-1197, 2009.
20) Ishikawa, T., Hayashizaki, Y.：Clinical SNP detection by SmartAmp method. Methods Mol Biol., in press, 2012.

Ⅳ 最新腋臭症・多汗症治療と展望

❷ ABCC11 遺伝子の機能

はじめに

　腋臭症に関係するヒト ABCC11 遺伝子は，細胞膜に局在し，低分子化合物の膜透過を担う ATP-binding cassette（ABC）トランスポーターの一つである ABCC11 タンパク質をコードしている．最近の研究で，ABCC11 遺伝子中のアミノ酸置換を伴う一塩基多型（single nucleotide polymorphism；SNP）［538G＞A（Gly180Arg）］がヒト耳垢型（湿潤型／乾燥型），ならびに腋臭症という体質を決定していることが明らかになった．この遺伝子多型のアレル頻度には，世界規模の人種差が認められ，日本人においては野生型（538G, Gly180）の頻度が約25％であり，アフリカ人や白人の頻度に比較してかなり低い．ABCC11 538G＞A はメンデルの法則に従いアポクリン腺関連形質を決定する因子であり，ABCC11 タンパク質の野生型がトランスポーターとして機能することで，ヒトにおけるアポクリン腺の成長を制御していると考えられる．

ABCC11 の生理的機能：
アポクリン腺関連形質決定因子

　2006 年，耳垢型決定因子が ABCC11 遺伝子中のアミノ酸置換を伴う一塩基多型［538G＞A（Gly180Arg）］であることが解明された[1]．ABCC11 538G＞A は，耳垢型のほかに腋臭症リスクや初乳量といったアポクリン腺が関係する表現型と関連している[1〜4]．アポクリン腺は，細胞質の一部の離出分泌を特徴とする外分泌腺の一様式で，耳垢腺，乳腺，腋窩大汗腺はこの分泌様式をとる．腋臭症の罹患と湿型耳垢体質との間には正の相関が認められ，親から子へと遺伝する理由は，ABCC11 の遺伝子多型によって説明される[1〜3]．すなわち，野生型 ABCC11 が機能性タンパク質としてアポクリン腺分泌細胞に高発現する結果，アポクリン腺の発達あるいは分泌活動が促進されると考えられる．一方，ABCC11 の機能が失活した Arg180 変異型は，メンデル遺伝法則に従う劣性表現型として，腋臭症が陰性あるいは耳垢が乾燥型といった分泌欠損型の形質を与えるのである[3]．

　現在，ABCC11 の真の生理的基質は同定されていない．しかし，性ホルモン分泌が盛んになる思春期に腋臭症が発症すること，あるいは E_1S（estrone 3-sulfate）や DHEAS（dehydroepiandrosterone-sulfate）といったアンドロゲンステロイドがアポクリン腺分泌物として腋窩部から検出されていることなどを考慮すると，ABCC11 はステロイド系性ホルモンの輸送に関与していると予想される．現在我々は，ABCC11 がアポクリン腺関連形質を決定する重要な因子であると考え，更なる研究を進めている[5,6]．

ABCC11 遺伝子の発見と特徴

　ABCC11 タンパク質は，1383 のアミノ酸残基から構成される分子量約 150 kDa の膜タンパク質であり，2つの ATP 結合部位と 12 回の膜貫通領域を特徴とする典型的な ABC（ATP-binding cassette）トランスポーターである（図Ⅳ-7）．ABC トランスポーターは，ATP の加水分解エネルギーを利用して，基質分子の膜輸送を担う膜タ

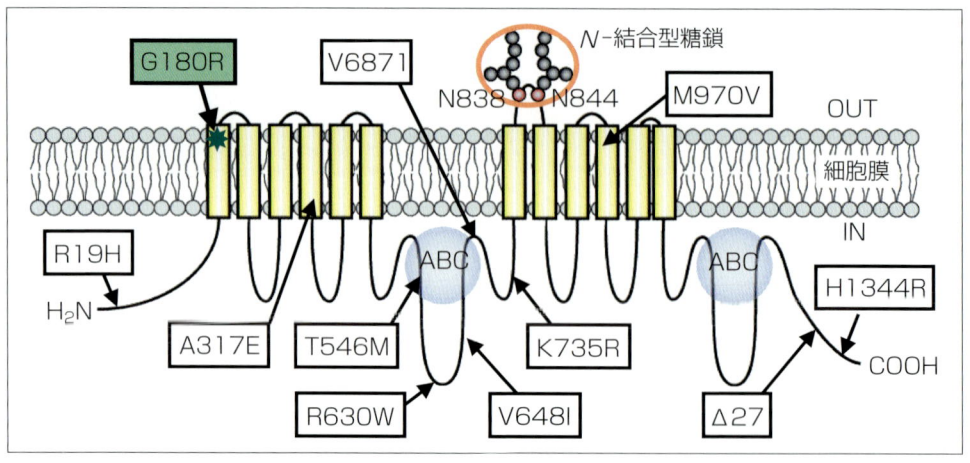

図IV-7. ABCC11タンパク質の構造とアミノ酸置換を伴うSNPの位置を示す模式図
ABCC11は12回の膜貫通領域と2つのATP結合部位を特徴とする膜タンパク質である．耳垢型決定因子である538G>A（G180R）は第1膜貫通領域に位置している．C末端側に位置するΔ27は，Asp1313-Arg1321の欠損を伴う欠失変異体であり，G180Rと同様に劣性表現型をもたらす．7番目と8番目の膜貫通領域の間に位置するAsn838およびAsn844は，ともにN-結合型糖鎖結合部位である．ABC；ATP-binding cassette，ATP結合部位（文献3参照）

ンパク質の総称であり，ヒトでは現在48種類が報告されている．ABCトランスポーターは，それぞれ多様なオルガネラ局在性を有しており，その基質は多岐にわたる．ABCトランスポーターは，そのアミノ酸配列の相同性に基づきA-Gの7つに区分されており，ABCC11はCサブファミリーの中でもMRP（multidrug resistance-associated protein）クラスに分類される[5]．

2001年，我々を含む3つの研究グループは，それぞれ独立にABCC11遺伝子を発見した[7]~[9]．ABCC11遺伝子は，ヒト16番染色体12.1に位置する遺伝子であり，その下流に位置するABCC12遺伝子とともに遺伝子クラスターを形成している（図IV-8）．興味深いことに，マウスやラットにはABCC11に対応するオルソログ遺伝子が存在しない．一方，ABCC12遺伝子は，ヒトやそれ以外の霊長類，げっ歯類に存在している．そのため，ABCC11遺伝子は，種分化がある程度進んだ後における生物進化の過程において遺伝子重複が起こることで生じたものと推定される．腋臭症という表現型を決定付けるSNP 538G>Aは，ABCC11遺伝子の第4番目のエキソンに位置している（図IV-8）．

我々は，ヒト肝臓由来のcDNAライブラリーからABCC11遺伝子をクローニングし，ヒト組織を用いて，ABCC11遺伝子がユビキタスに発現していることを明らかにした[9]．加えて，ABCC11遺伝子は乳癌組織において強く発現しており，乳癌リスクとの関係も示唆されている[6][7][10]．

ABCC11タンパク質の基質特異性

これまでの研究から，ABCC11タンパク質は両親媒性アニオンを輸送することが示されている．ABCC11タンパク質をイヌ腎臓由来MDCK II細胞やブタ腎臓近位尿細管由来LLC-PK細胞に強制発現させると頂端側細胞形質膜に局在する[11][12]．この細胞から形質膜を含む小胞（形質膜ベシクル）を単離すると，その過程で膜の内外が反転し，ABCトランスポーターは，小胞の内側に基質を輸送するように配置される．そのため，このABCトランスポーター含有形質膜ベシクルと基質化合物とをATPを含む溶液中で反応させると，ABCトランスポーターによって基質が形質膜ベシクルの内部へと送り込まれ，内部に蓄積さ

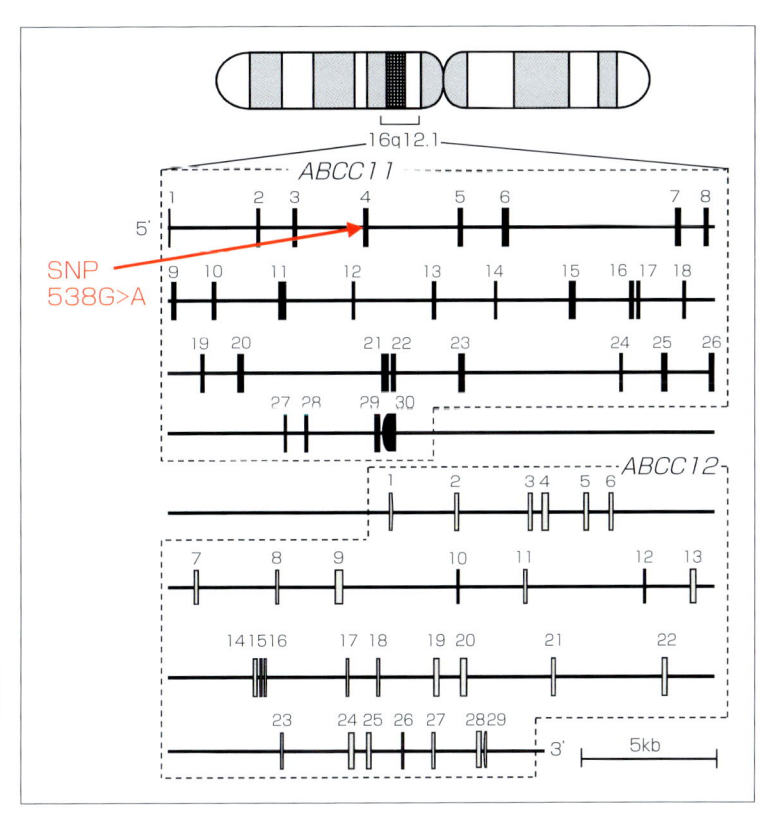

図IV-8.
ABCC11およびABCC12遺伝子のゲノム上の位置
ABCC11およびABCC12遺伝子はともにヒト16番染色体12.1に位置しており，遺伝子クラスターを形成している．
（文献9参照）

れた基質の量を測定することによってABCトランスポーター分子の機能を評価することができる（ベシクルトランスポート実験）．ABCC11発現形質膜ベシクルを用いた実験において，以下に示す化合物がABCC11によって直接輸送されることが見出されている．

これまでに報告されているABCC11の代表的な基質は，cAMPやcGMPといった環状ヌクレオチド，LTC4（leukotriene C4）やDNP-SG（S-(2,4-dinitrophenyl)-glutathione）といったグルタチオン抱合体，E$_1$S（estrone 3-sulfate）やDHEAS（dehydroepiandrosterone-sulfate）といった硫酸化ステロイド，E$_2$17βG（estradiol 17-β-D-glucuronide）や胆汁酸塩といったグルクロン酸抱合体である．興味深いことに，ABCC11は5-FU（5-fluorourail）やMTX（methotrexate）といった抗がん剤やPMEA（9'-(2'-phosphonyl-methoxyethyl)adenine）に代表される抗ウイルス薬も輸送する．実際，ABCC11高発現細胞株が5-FU耐

性を獲得することが報告されている[13]．

ABCC11タンパク質と小胞体関連分解

野生型ABCC11タンパク質は，糖タンパク質として成熟し，アポクリン腺分泌細胞の管腔側形質膜および細胞内顆粒に局在する[3]．この過程で，ABCC11タンパク質の細胞外ループに存在するAsn838とAsn844がN結合型の糖鎖修飾を受ける．一方で，後述する劣性表現型をもたらすSNP変異体：ABCC11 Arg180タンパク質は，糖鎖修飾に続くタンパク質成熟化を経ず，プロテアソーム依存的に速やかに分解される（図IV-9）．

我々は，SNP 538G＞A（Gly180Arg）がABCC11タンパク質の安定性に与える影響を調べるために，野生型ABCC11タンパク質と変異型ABCC11（Arg180）タンパク質をそれぞれヒト胎児腎臓由来Flp-In 293細胞に発現させた．これらの細胞から調製した試料に対して免疫ブロッティング法を行ったところ，興味深いことに，抗

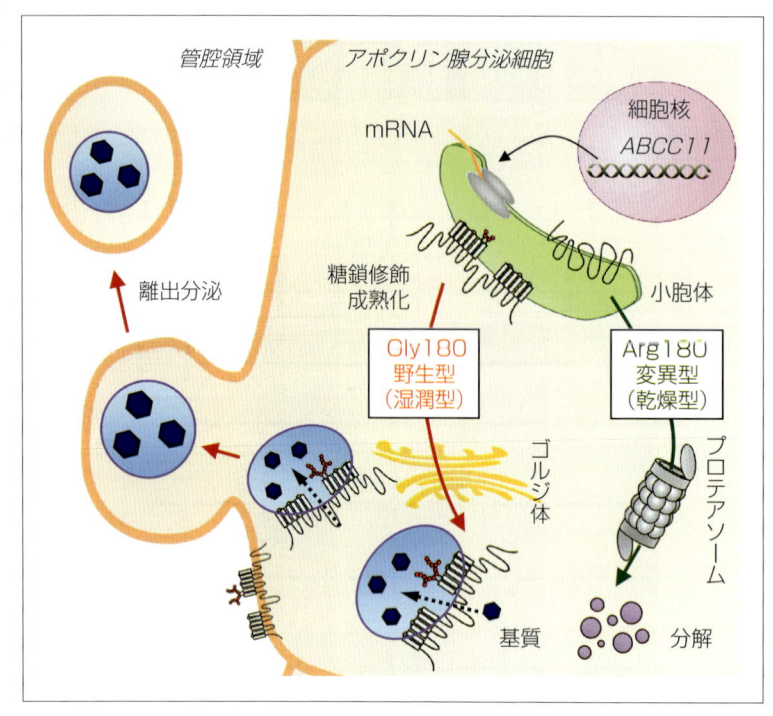

図IV-9.

アポクリン腺分泌細胞におけるABCC11の発現と翻訳後修飾およびタンパク質の細胞内輸送／分解経路を示す模式図

野生型ABCC11（G180）はアポクリン腺分泌細胞の管腔側形質膜および細胞内顆粒に局在し，基質輸送機能を発揮する．一方，SNP変異型（R180）は糖タンパク質として成熟する前にユビキチン化を受け，プロテアソームで分解される．そのため，翻訳後修飾および細胞内輸送を受けることがなく，結果として見かけ上の機能を失う．
（文献3参照）

ABCC11抗体の抗原抗体反応に由来するバンドは，試料によって異なる位置に検出された．野生型ABCC11発現Flp-In 293細胞から調製した試料に由来するバンドは，免疫ブロッティングを行う前に脱糖鎖処理を行うと，変異型ABCC11（Arg180）発現Flp-In 293細胞から調製した試料に由来するバンドと同じ位置に検出されたので，いずれもABCC11であることが示された．ここでさらに興味深かったことは，野生型ABCC11（Gly180）タンパク質と比較して，変異型ABCC11（Arg180）の細胞内総タンパク質量が顕著に低下していたことである．そこで，プロテアソーム阻害剤MG132で変異型ABCC11（Arg180）発現Flp-In 293細胞を処理したところ，変異型ABCC11（Arg180）の細胞内総タンパク質レベルは野生型と同程度にまで増加した．このことは，変異型ABCC11（Arg180）が翻訳後修飾の一つであるN-結合型糖鎖修飾を受ける前にプロテアソーム依存的なタンパク質分解経路へと選別されていることを示している．すなわち，変異型ABCC11（Arg180）は，品質が異常なタンパク質として認識され，成熟することなく分解されているのである．したがって，mRNAが発現していても，成熟したタンパク質が産生されないため，細胞はABCC11タンパク質に由来する機能を獲得できないのである．このことは，変異型ABCC11（Arg180）が劣性表現型をもたらすことを見事に説明する[3]．

細胞が備えているタンパク質品質管理機構におけるタンパク質分解は，小胞体関連分解（endoplasmic reticulum associated degradation；ERAD）と呼ばれている．細胞内では，mRNAの翻訳から生じたポリペプチド（新生タンパク質）は，小胞体において高次構造構築（フォールディング）を受け，品質管理機構による選別を受ける．正しい高次構造を獲得した新生タンパク質のみが定められた場所に輸送され，膜トランスポーターとして機能するのである．品質異常タンパク質を除去する細胞内機構としてユビキチン-プロテアソーム経路が同定されて以来，新生タンパク質の品質が疾患の発症や体質の個人差につながることが次々と明らかにされてきた．品質異常タンパク質がタンパク質の品質管理機構の処理能力を越え

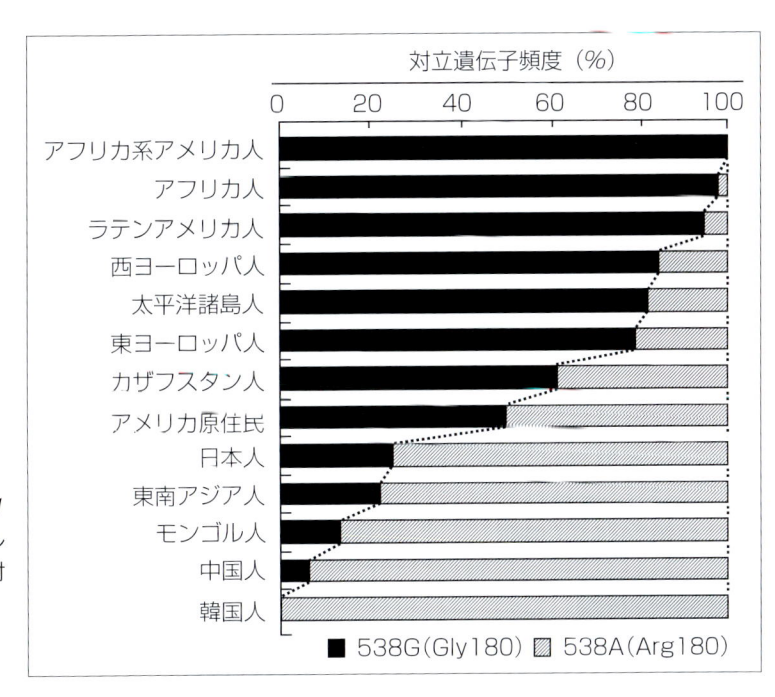

図Ⅳ-10.
異なる民族間における ABCC11 538G>A における野生型アレル(538G)と変異型アレル(538A)の対立遺伝子頻度
（文献 1，5 参照）

て蓄積した場合や，タンパク質の品質管理機構に異常が生じて品質異常タンパク質が蓄積した場合，細胞機能の低下や細胞死が誘導され，様々な疾患の発症に至る．また ABCC11 のように，新生タンパク質が除去されること自体が疾患の発症や体質の個人差につながることもある．特に ABC トランスポーターの場合，遺伝子多型に伴うアミノ酸置換が，タンパク質本来の基質特異性だけでなく，タンパク質の細胞内存在量や局在性を変化させることで疾患の原因となることが知られている[14]．したがって，新生タンパク質を除去に導く SNP を同定し，疾患の発症や体質の個人差を規定する遺伝子を解明することが極めて重要である．

ABCC11 の遺伝子多型

ヒトの耳垢型には湿潤型と乾燥型の 2 種類が存在する．耳垢は外耳道アポクリン腺からの分泌物であり，湿潤型が乾燥型に対して優性を示すメンデル形質である．このことを裏付けるように，ABCC11 遺伝子の 538AA ホモ接合体が乾燥型に対応し，それ以外が湿潤型に対応している．ABCC11 538G>A はトランスポーターの基質特異性ではなく，細胞内タンパク質存在量そのものを支配しているため，538AA ホモ接合体の個体では ABCC11 が成熟したタンパク質として産生されず，細胞内機能が失われるのである．538G>A と同様に劣性表現型をもたらす欠損変異として知られる Δ27 も同様の分子機構によって機能欠損をもたらす[3]．一方，我々が調べた限りにおいて，ABCC11 中のアミノ酸置換を伴う SNP 変異体の中で ABCC11 のタンパク質成熟化を阻害するものは上記 2 つ以外には認められなかった．

興味深いことに，ABCC11 538G>A には世界規模での人種差が見出されている（図Ⅳ-10）[1,5]．野生型である 538G アレルはアフリカ人や白人において，変異型である 538A アレルはアジア人において顕著に認められており，538A アレル頻度は，アジア北東部をピークとして，北から南，東から西へと広がっている．この地理的勾配は，アフリカで誕生した人類がユーラシア大陸に移動した後，アジアにおいて 538A アレルが生じ，その後世界各地へと拡散したことを示唆している．このような対立遺伝子頻度の人種差は，他の ABC トランスポーターでも認められており，人類遺伝

IV 最新腋臭症・多汗症診療と展望

❸ 腋臭症・多汗症診療の今後の展望

はじめに

本項における「腋臭症・腋窩多汗症診療の今後の展望」とは，執筆時点でのこれらの診断，評価，治療における問題点，改善点について，筆者が将来的にはこうあることが理想であろうと期待していることを記述したものであり，これが正しい将来の展望であるかどうかは筆者自身にも分からない．荒唐無稽な内容であると思われる読者もおられるかもしれないが，この展望をヒントにして何らかの新しい方法が具現化されることを期待しているものであることをはじめに申し添えておく．

診療ガイドライン

医療現場における診断と治療の助けとして，根拠に基づいた医療（以下，EBM：evidence-based medicine）を基礎とした，様々な疾患に対する診療ガイドラインが各臨床医学会で作成されつつある．本書の執筆時点では，日本形成外科学会において筆者がチームリーダーとなり腋臭症の診療ガイドラインの作成が進められている．腋窩多汗症については，日本皮膚科学会の原発性局所多汗症診療ガイドライン（以下，多汗症ガイドライン）があり，日本形成外科学会での診療ガイドライン作成はまだ先のことであろう．

腋臭症の診療ガイドラインを作成するにあたって筆者が感じている腋臭症治療の診断，評価，治療法の問題点を整理することは，将来の新しい腋臭症治療手技開発のヒントになると考えている．

将来の展望の前に

腋臭症・腋窩多汗症の論文や書籍が少ない最も大きな理由として腋臭症・腋窩多汗症の疾患としての定義がしっかりと定まっていないことがあるのではないだろうか．腋臭症・腋窩多汗症とは，前者がアポクリン汗腺の分泌亢進に由来する腋窩の発汗に伴う独特の臭いを，後者がエクリン汗腺の分泌亢進に由来する臭いと無関係の発汗過剰を意味している．しかし，これらが明らかに病的な疾患群として分類されることは困難である．特に腋臭症では皮膚色や頭髪の色のような，単なる遺伝的体質の違いであるとも考えられ，人種や文化の違いによっては，腋臭症が当たり前の状態となり治療対象とならない場合も少なくない．このことから，集学的な研究が立ち後れており，十分なEBMに裏付けられた診断法，評価法，治療法が確立されていない．両者に関して，今後の進歩が期待され，かつ注目されていると考える部分を診断法と評価法，治療法のそれぞれについて，現状の問題点を踏まえて検討する必要がある．

腋臭症治療の今後の展望

腋臭症はアポクリン汗腺の分泌亢進に由来する臭汗症であると記載したが，実際の臨床では腋窩の臭いを主訴とする患者の中にも，皮脂腺分泌成分，多発性毛包嚢腫の内容物などのアポクリン汗腺以外に由来する多種多様な体臭の訴えも含まれている．もちろん実際には臭いの存在しない自己臭恐怖も少なくない．今後の展望を論ずるためには，これら広義の腋臭も加味して検討をすること

が望ましいが，内容が膨大となるため，本項では狭義の腋臭症（アポクリン汗腺由来の臭汗症）についてのみ論ずることとする．

1．診断と評価

本邦では腋臭形質を持つ者が少ないことに加えて入浴を好む文化もあり，腋臭症が疎外され治療の対象となっているか，モンゴロイド系以外の人種では腋臭形質を持つ者の方がはるかに多いことから，腋臭症であることをあまり気にしない社会となっており，腋臭症を治療対象とする傾向は少ない．そのため，欧米の外科的治療に関する論文は腋窩多汗症の治療が中心であり，腋臭症の治療に関する論文は皆無である．腋臭症の基礎的あるいは臨床的研究は日本，中国，韓国，ベトナムなどの東アジア以外ではあまり進んでいないようである．

現在，臨床で行われている腋臭症診断法に関しては，湿性耳垢の有無や家族歴（特に両親の腋臭症状の有無），下着の黄染といった定型的な問診項目の聴取と患者の訴え，あるいは患者周囲の家族や知人の評価を問診し判断している．施設によっては，医師をはじめとする医療従事者が実際に臭いを嗅いで診断している所もあるが，患者が嫌がる場合も少なくない．腋臭症の定義自体が明確ではないので，診断の根拠も何を基準としてよいのかはっきりしていない．

腋臭の程度を判定するガーゼテスト法と言われる検査法は，患者の腋窩にガーゼを5分間挟み，医師や看護師などの医療従事者がガーゼについた臭いと湿りを判定し3段階に分類する方法であるが，判定者が変わると評価基準や鋭敏さが異なり再現性が低下する．また，同じ判定者であったとしても，その体調（鼻炎，鼻閉など）や周囲の環境因子（別の臭いの存在）などによって大きく結果が異なってくることとなる．また，正しい評価であったとしても患者が納得しない場合もある．

五味は試験切開法として局所麻酔下に腋窩に小切開を行い，腋窩のアポクリン汗腺の視覚的な判断により診断と評価を行うことを推奨している．視覚的に患者自身も一緒に確認できる優れた方法ではあるが，腋臭症治療に熱心な医師の長期にわたる治療経験に基づくグレード評価であり，腋臭症治療の経験の少ない医師では，一朝一夕で再現性のある客観的な診断・評価を得るのは困難である．経験の少ない若い医師ではアポクリン汗腺の同定すらままならない可能性もある．今後，多くの腋窩試験切開の結果を統計学的に処理し，所見のポイントと評価の基準か作成されることで試験切開法が標準的な評価法となることが期待される．

臭いセンサーによる客観的かつ定量的な評価も大いに期待されるところであるが，これもまた機器の開発も含めて研究途上である．まず測定対象となる臭い物質が複数あるために，どの物質をターゲットとするのかが問題となる．ターゲットとなる臭い物質が決まった場合には，その臭い物質の正常範囲がどの程度であるのかの基礎研究も必要となる．また，環境の違い（気温，湿度，周囲の類似した臭い物質の存在など）による標準校正をいかに行うかなどの課題が残されている．さらに言えば，患者が受診前にいつ入浴したかという点ひとつにしても診断や評価の結果は大きく変わってくると考える．定量的な評価が期待できる臭いセンサーによる診断・評価は，腋臭症治療に手慣れた医師以外でも比較的正確に実施可能であり，筆者は最も期待しているものである．

最近，腋臭症の診断で最も注目されているのは，湿性耳垢に関連するとされる16番染色体にある*ABCC11*遺伝子の変異である．当該遺伝子は薬剤の耐性にも関連するとされており，湿性耳垢との関連がほぼ確定的であると言われているので，この遺伝子の変異を確認することで湿性耳垢の診断が可能となると思われる．腋臭症と湿性耳垢との関連に関して，過去の報告では腋臭症患者で湿性耳垢を呈するのは80％程度と言われているが，腋臭症治療を数多く行っている医師は，程度の違いがあるものの腋臭形質の者はすべて湿性耳垢であるという意見もあり，湿性耳垢と腋臭形質が完全に一致しているかどうかは定かではない．かな

表IV-2. 現在行われている腋臭症・腋窩多汗症に対する非外科的な治療法

	使用する回数，手間	侵襲度	合併症 軽度	合併症 重度	効果
消毒液*	ほぼ毎日	ほとんどなし	接触性皮膚炎		小
抗生物質含有外用剤*	ほぼ毎日	ほとんどなし	接触性皮膚炎 耐性菌の出現		小
塩化アルミニウム製剤	ほぼ毎日〜週に1回	ほとんどなし	接触性皮膚炎	皮膚のびらん	中〜大
精神安定剤	ほぼ毎日	ほとんどなし	依存症？		小
酸化防止剤*	ほぼ毎日	ほとんどなし			小
消臭剤*	ほぼ毎日	ほとんどなし	好みの違い？		小
脱毛*	数か月毎に6〜7回程度	ほとんどなし 痛み（特に針脱毛）		熱傷	小〜中
ボツリヌストキシンA製剤	半年〜1年毎の繰り返し	注射の痛み	抗体産生	遠隔筋麻痺	中〜大
脂肪融解レーザー	1〜複数回の治療	局所麻酔の痛み	発赤	熱傷	中〜大
小林式汗腺脂腺凝固	数か月毎に3回程度	局所麻酔の痛み	発赤	熱傷 皮膚壊死	中〜大

*腋窩多汗症には無効である

り有効な方法と考えられるものの100％の確定診断方法とするには今後の研究が待たれるところである．また，広義の腋臭症では当然ながら湿性耳垢とは相関がないため，ABCC11遺伝子の変異があっても除外する根拠とはならない．このようにABCC11遺伝子を利用した診断は非常に期待されるが，グレード評価法としての価値は未知数である．AGA（アンドロゲン依存型脱毛症；男性型脱毛症）の場合は当該遺伝子のCAGリピート数によりアンドロゲンへの依存度のグレードを判定できるが，ABCC11遺伝子も変異の程度や形式が腋臭症の程度に相関するようであれば同様に利用が可能であると考える．ただし，遺伝子による評価では手術などの局所的な治療の効果を判断することはできないのが残念なところである．

これらを総合的に判断して，診断のみならず各種治療法の効果判定に有用なグレード評価法として筆者が考えているのは，腋臭症に利用可能な臭いセンサーの開発である．費用的な面から考えると，専用のセンサーではなく汎用型の臭いセンサーで，どの臭い物質がどの程度であれば腋臭症体質の体臭であるのかが規定されれば診断とグレード評価が可能になると考える．ただし，先にも述べたように入浴から測定までの時間経過やデオドラント剤の使用，周囲の臭いの状況などを考慮しなければ誤差が大きくなるので注意が必要である．

アポクリン汗腺の分泌負荷試験も有用であると考えている．交感神経性発汗とコリン性発汗の両支配を受けているとされるアポクリン汗腺は，手術の際の局所麻酔に含まれるエピレナミンの作用により分泌が亢進される．腋臭症手術を行う医師であれば，麻酔後に腋臭が増強する現象を少なからず経験していることであろう．この作用を利用し，エピレナミンなどのアポクリン汗腺分泌を亢進する薬剤を臭いセンサーと組み合わせることで，より確実な診断とグレード評価が可能になると期待している．

2. 治　療

腋臭症の治療法は非外科的な治療法（表IV-2）と外科的な治療法（表IV-3）に分けて検討する必要がある．

非外科的な治療法は，疼痛や術後固定のような日常生活の制限は少ないものの，その効果が比較的短期間しか維持できないものばかりであり，半永久的に効果の持続が期待できる方法はない．非外科的で理想的な治療法の条件は，疼痛などの身体的侵襲が少なく，選択的にアポクリン汗腺に作用し，効果が長期間持続する方法が求められる．ボツリヌストキシンのような神経遮断作用を持つ

表IV-3. 現在行われている腋臭症・腋窩多汗症に対する外科的治療

	傷跡	瘢痕拘縮	術後の固定	対象の汗腺除去の程度	問題点
切除法	大	大	小	大	大きな瘢痕 瘢痕拘縮
剪除法	中	中	大	大	血腫 皮膚壊死のリスク
吸引法[*2]	小	小	中	小	真皮内の汗腺が残存
稲葉法	小	小	中	大	専用の器具が必要 血腫，皮膚壊死のリスク
超音波メス[*2]	小	小	中	中	真皮内の汗腺が残存 熱傷，専用の機器が必要
クワドラカットシェーバー	小	小	中	中〜大	専用の機器が必要 血腫，皮膚壊死のリスク
交感神経節遮断法[*1]	小（目立つ部位にできる）	なし	なし	大（多汗症のみ）	代償性発汗

[*1]主に腋窩多汗症治療法，[*2]主に腋臭症治療法

何らかの薬剤を塗布，あるいはイオン導入のような痛みを伴わない方法で腋窩皮膚に浸透させることで長期間のアポクリン汗腺分泌を抑制する方法があれば理想的であろう．あるいは同様の方法で皮内に浸透させることでアポクリン汗腺を選択的に破壊あるいは退縮させることができるような薬剤が存在すれば，これもまたかなり理想に近い非外科的な治療法であると考えている．

脂肪融解を目的としたファイバー誘導のレーザー機器を応用した，皮下側からのアポクリン汗腺破壊も行われているが，アポクリン汗腺に対する選択性がなく，小林が開発した絶縁針による汗腺脂腺凝固法と類似しており，熱傷のリスクが避けられない点が残念なところである．

そこで現実に行われている皮膚付属器に対する選択的な治療法を応用しアポクリン汗腺の選択的かつ非可逆的破壊を行う方法として最も可能性があると考えるのは，レーザーによるPDT（光線力学的療法）治療ではないだろうか．腋窩は皮膚も薄く，また，分泌腺であるアポクリン汗腺やエクリン汗腺は特定の色素に反応させやすい組織であると考えられるからである．尋常性痤瘡の治療にポルフィリン系化合物（コプロポルフィリンⅢ，プロトポルフィリンⅨ（Pp Ⅸ）など）をターゲットとしたPDT治療が行われているが，日本皮膚科学会の尋常性痤瘡治療ガイドラインではエビデンスが不十分であるとの理由で推奨度C2，「行ってもよいが，現時点では推奨しない」とされ，今後の研究成果が期待されているところである．腋臭症の最大の原因となるアポクリン汗腺に特異的に取り込まれる色素，あるいはアポクリン汗腺から分泌される成分と特異的に結合するような色素とその色素に選択性の高いレーザー光を用いれば，細胞レベルでのアポクリン汗腺破壊が期待できる．このPDT治療に関しては，IPLの開発者として有名なデンマーク国立オーフス大学皮膚科のPeter Bjerring教授とドイツのレーザーセミナーの講師として同行した際に頂いたアイデアであることを申し添えておく．

診断と評価でも記述した$ABCC11$遺伝子もまた，遺伝子治療法として応用が期待されることは言うまでもない．

一方，外科的治療法は，結果や合併症の程度が執刀医の技術力に大きく左右されるものである．各種の手術機器（稲葉式皮下組織削除器，クワドラカットシェーバー，超音波メスなど）も熟練した執刀医の技術が伴わなければ確実な効果が得られるものではなく，皮膚壊死やそれに続発する瘢痕拘縮などの重篤な合併症を完全に避けることはできない．先に述べた非外科的治療法が確立されれば，外科的な治療法は全く行われなくなるに違いない．それまでは形成外科医，美容外科医が自分に最も適切で

> 1）最初に症状が出るのが25歳以下であること
> 2）対称性に発汗がみられること
> 3）睡眠中は発汗が止まっていること
> 4）1週間に1回以上多汗のエピソードがあること
> 5）家族歴がみられること
> 6）それらによって日常生活に支障をきたすこと
>
> 以上の6症状のうち2項目以上当てはまる場合を多汗症とする

表IV-4.
Hornbergerらの診断基準

※日本皮膚科学会の原発性局所多汗症診療ガイドラインでは、「これらの2項目以上を満たす症例や幼小児例では家族からの指摘などを参考にして、それぞれ発汗検査を行って診断を確定する.」となっている.

あると考える術式を習得し熟練する必要がある.

腋窩多汗症治療の今後の展望

腋窩多汗症もまた，患者の主観が第一であり，客観的発汗量の定量的評価は困難である．また腋臭症と同様に，疾患として分類される性質のものというよりも体質の問題と考えるべきではないだろうか．さらに言えば腋窩エクリン汗腺の発汗は精神性発汗と温熱性発汗が混在しているために，緊張感や気温・湿度といった環境因子による発汗量の変化も大きく，根本的な体質の違いに関わらず，誰にでも多汗状態と言えるような場面になることは有り得るものであると考えておかなければならない．

1. 診断と評価

多汗症ガイドラインの診断基準は，Hornbergerらの診断基準に準拠している（表IV-4）．この診断基準も，発汗量を定量的に測定した基準に基づく診断・評価ではなく，対称性に発汗があり，日常生活に支障があると感じれば多汗症と診断されるようになっている．多汗状態を気にしないのであれば，発汗量が過剰であったとしても多汗症の診断が否定される可能性もある．疾患として位置づけるためには，エクリン汗腺からの標準的な発汗量と異常値を検討する必要があるのではないだろうか．また，同時に発汗量の異常を段階的に分類することによって病勢のグレード評価につながることとなるであろう．腋窩のエクリン汗腺の量的な個人差はほとんどないとされているので，発汗量の正常値を統計学的に決定する必要がある．また，その計測法も簡便で再現性があり，環境条件で左右されないようなものが望ましい．現在のヨード法（ヨード紙法，Minor法など）も，色彩計などによる再現性のある定量的な評価を加えることで有効な手段となり得ると考えるが環境因子と精神的な付加因子を除去することが困難である．付加因子を除去するためには腋臭症と同様にエクリン汗腺の分泌を亢進する薬剤などを使用した負荷試験も必要であるかもしれない．多汗症ガイドラインで定量的測定法として採用されている重量計測法や換気カプセル法も環境を一定にする必要があることと精神性発汗での変動が大きいと考えられることから，腋窩多汗症を疾患として診断し評価することは困難ではないかと考える．したがって，筆者は腋窩多汗症を疾患とは考えず，病的状態あるいは体質の違いと理解することが妥当であると考えている．

2. 治療

現在，腋窩多汗症の治療法として標準的に実施されているのは，塩化アルミニウム製剤の単純塗布やODT（occlusive dressing technique）療法，水道水イオントフォレーシス，ボツリヌストキシンA製剤の局所注射，腋臭症と同様の皮下剪除法，交感神経節切離（あるいはブロック）などであろう．

非外科的治療法である塩化アルミニウム製剤，水道水イオントフォレーシス，ボツリヌストキシンAの局所注射は簡便で大きな合併症もなく導入しやすい治療法ではあるが，腋臭症に対する非外科的治療法と同様に比較的短期間での可逆的な効果であるため，繰り返し治療を受けなければ，その効果は次第に減弱し，なくなってしまう．多汗

症ガイドラインでも塩化アルミニウム製剤の使用は推奨度B（行うよう勧められる）であり，他の2者はC1（行うことを考慮してもよいが，十分な根拠がない）となっている．一方，腋臭症手術と同様の手術療法では，エクリン腺の局在部位がアポクリン腺よりも表在性であることと，強固な真皮内に存在することから，腋臭症よりも効果が得られにくく皮膚壊死などの合併症が生じやすい特徴がある．理由は定かでけないが，多汗症ガイドラインには手術の記載が見られない．

腋窩多汗症の将来の展望として，筆者は腋臭症と同様に可能であれば非外科的な治療法が望ましいと考えている．その理由として，外科的な治療法では避けることのできない何らかの瘢痕の存在と術者の技術による結果の違いが存在することと，腋臭症に比して効果が低いことがあるからである．瘢痕を作らずに一定の手順で均一な結果を，疼痛や日常生活の制限なしに得るには外科的な治療法では困難であると考えている．

非外科的な治療法として第一に期待される条件は，塗布あるいはODT，イオントフォレーシスなどの疼痛を伴わない投与法でボツリヌストキシンA製剤と類似した交感神経遮断効果のある薬剤の使用であろう．さらに詳細な条件を付けるとすれば，投与局所のみに限局した効果があり，万が一，治療部位以外に作用した場合であっても阻害剤や中和剤が存在することが望ましい．ボツリヌストキシンA製剤と類似した効果で注射以外の疼痛を伴わない半永久的な交感神経遮断効果のある薬剤であり，かつ，他の細胞あるいは組織に対する障害性のほとんどない薬剤が存在するようであれば，現在のボツリヌストキシンA製剤による治療に代わって画期的な治療となることは間違いない．

第二の選択肢としては，現在よりも末梢での超選択的な交感神経ブロックも考えられる．腋窩領域のみの超選択的な交感神経ブロック法が存在するのであれば，現在の交感神経節切離や交感神経ブロックにみられる代償性発汗の問題を解決し，効果的な腋窩多汗症治療法となり得るのではないだろうか．

腋臭症の理想的な治療法のひとつとして期待されると記述したPDTもエクリン汗腺から特異的に排泄される何らかの感光物質を内服などで投与し体内に取り込み，エクリン汗腺から排泄される時期を見計らってレーザーなどを照射し，エクリン汗腺の特異的な破壊を目指す方法である．これが実現すれば，エクリン汗腺の組織学的レベルの超選択的破壊が可能であり，手掌や足蹠の多汗症にも応用が可能であると考える．

おわりに

腋臭症・腋窩多汗症は，疾患に分類されるものであるかどうかはっきりしてはいないが，治療を必要とする患者がいる限り，負担の少ない安全で効果的な治療法の開発が期待されていることは間違いないであろう．多くの若手研究者が，本項をヒントにして腋臭症・腋窩多汗症の診療を前進させていただけると期待する．

（土井秀明）

文 献

1) 小川　豊：腋臭症・腋窩多汗症の治療―制汗剤から手術まで―．MB Derma. **67**：104-109, 2002.
2) 三鍋俊春：15. 腋臭症. 形成外科. **53**（増刊）：S147-S148, 2010.
3) 松本義也：光線力学療法（photodynamic therapy；PDT）．MB Derma. **159**：1-7, 2009.
4) Skoog, T., Thryesson, N.： Hyperhidrosis of the axillae：A method of surgical treatment. Acta Chir Scand. **124**：531-538, 1962.
5) Rigg, B. M.：Axillary hyperhidrosis. Plast Reconstr Surg. **59**：334-342, 1977.
6) 坂井靖夫：腋臭症に対する遺伝子診断．SKIN SURGERY. **18**(1)：31, 2009.
7) 井上義一，坂井靖夫，吉村陽子：SMAP法を用いた*ABCC11*遺伝子の一塩基多型による腋臭症診断．日形会誌. **29**(1)：63, 2009.
8) 市川広太：28 ニオイセンサーを用いた腋臭の客観的評価：a pilot study. SKIN SURGERY. **15**(1)：47, 2006.
9) 田中智子，横関博雄，片山一朗ほか：原発性局所多汗症診療ガイドライン．日皮会誌. **120**(8)：1607-1625, 2010.

索 引

数字
1444 nm ロングパルス Nd：YAG ………………… 97

A
ABCC11 遺伝子 ………………………… 115, 123

B
BOTOX VISTA® …………………………………… 62
BOTOX® ………………………………………… 62

S
Selective Photo-thermolysis …………………… 57
SP 理論 …………………………………………… 57

あ
アポエクリン汗腺 ………………………………… 20
アポクリン汗腺 …………………………………… 20
アポクリン腺 …………………………………… 123

い
硫黄臭成分 ………………………………………… 11
イナバ式皮下組織削除器 ………………………… 80
稲葉法 ……………………………………………… 80

え
腋臭症 ………………………………… 29, 91, 115
腋臭前駆体物質 …………………………………… 13
エクリン汗腺 ……………………………………… 19
塩化アルミニウム ………………………………… 50

か
簡易 ……………………………………………… 108
汗腺の剪除 ………………………………………… 75

き
揮発性硫黄化合物 ………………………………… 5
揮発性ステロイド ………………………………… 5
キューサー法 ……………………………………… 86
局所多汗症 ………………………………………… 33

く
クワドラカットシェーバーシステム® ………… 91

こ
抗うつ薬 …………………………………………… 72
交感神経遮断術 ………………………………… 101
抗コリン薬 ………………………………………… 51
抗不安薬 …………………………………………… 71
固定法 …………………………………………… 108

し
耳垢型 …………………………………… 115, 123
自己臭恐怖症 ………………………………… 42, 73
自己臭妄想 ………………………………………… 73
自己臭妄想患者 …………………………………… 29
脂肪融解レーザー ………………………………… 97
心身症 ……………………………………………… 69
診断 ………………………………………………… 29

す
水道水イオントフォレーシス …………………… 51
スパイシー臭成分 ………………………………… 9
スポンジ ………………………………………… 108

せ
剪除法 ……………………………………………… 93
全身性多汗症 ……………………………………… 36

た
タイオーバー固定 ………………………………… 76
代償性発汗 …………………………………… 102, 106
多汗症診療ガイドライン ……………………… 102

ち
超音波メス ………………………………………… 86

て
低級脂肪酸 ………………………………………… 5
デオドラント剤 …………………………………… 45
適応 ………………………………………………… 42
電気凝固法脱毛術 ………………………………… 55

に
におい測定の実際 ………………………………… 42

は
発汗検査 …………………………………………… 36
ハンドピース ……………………………………… 86

ひ
皮下組織削除法 …………………………………… 80
非侵襲的治療 …………………………………… 100
皮弁法 ……………………………………………… 74

ほ
保存的治療 ………………………………………… 44
ボトックス® ……………………………………… 62

れ
レーザー脱毛 ……………………………………… 55

腋臭症・多汗症治療実践マニュアル

2012年3月10日　第1版第1刷発行（検印省略）

編者　細川　亙
　　　坂井　靖夫
発行者　末定　広光
発行所　株式会社　全日本病院出版会
東京都文京区本郷3丁目16番4号7階
郵便番号 113-0033　電話 (03) 5689-5989
FAX (03) 5689-8030
郵便振替口座 00160-9-58753
印刷・製本　三報社印刷株式会社

©ZEN-NIHONBYOIN SHUPPAN KAI, 2012.

本書の内容の一部あるいは全部を無断で複写複製（コピー）することは，法律で認められた場合を除き，著作者および出版者の権利の侵害となりますので，その場合には予め小社あて許諾を求めてください．
定価はカバーに表示してあります．
ISBN 978-4-88117-062-5　C3047